Zwischen Ungleichheit und Gerechtigkeit

T V Z

Frank Mathwig, Torsten Meireis, Melanie Werren (Hg.)

Zwischen Ungleichheit und Gerechtigkeit

Grundlagen und Konkretionen im Gesundheitswesen

TVZ

Theologischer Verlag Zürich

Der Theologische Verlag Zürich wird vom Bundesamt für Kultur mit einem Struktur-
beitrag für die Jahre 2019–2020 unterstützt.

Bibliografische Informationen der Deutschen Nationalbibliothek
Die Deutsche Nationalbibliothek verzeichnet diese Publikation in der Deutschen
Nationalbibliografie; detaillierte bibliografische Daten sind im Internet über
http://dnb.dnb.de abrufbar.

Umschlaggestaltung
Simone Ackermann, Zürich
unter Verwendung einer Fotografie vom AOK-Mediendienst

Druck
Rosch Buch GmbH, Scheßlitz

ISBN 978-3-290-18213-7
© 2019 Theologischer Verlag Zürich
www.tvz-verlag.ch

Inhalt

Vorwort

Dieser Band ist aus einer vom Berner Arbeitskreis «Ethics & Care» organisierten interdisziplinären Fachtagung «Ungleich – und doch gerecht? Die Frage gerechtfertigter Ungleichheit im Gesundheitswesen» hervorgegangen, die im Dezember 2015 stattfand. Dort wurden Fragen zu gerechtfertigter Ungleichheit am Beispiel von Rationierungsfragen im Medikamenten- (Sovaldi®) und Pflegebereich («bedside rationing») diskutiert. Weil die Debatte um Sovaldi® nicht mehr aktuell ist, wurde der Tagungsband entsprechend angepasst. Die vorliegenden Artikel zum Thema «bedside rationing» lehnen sich deshalb an die dort gehaltenen Referate an. Andere Artikel konnten für diesen Band zusätzlich dazu gewonnen werden. Der Dank der Herausgeberschaft gilt deshalb besonders all denjenigen, die einen Beitrag zur Tagung und/oder zu diesem Band geleistet haben.

Weiter geht ein herzliches Dankeschön an Frau Bettina Schön für ihren kritischen Blick bei der Vorbereitung des Bands sowie an Frau Lisa Briner, Frau Bigna Hauser und Frau Dorothea Meyer-Liedholz für ihre freundliche Begleitung.

Bern, im Dezember 2018

Frank Mathwig
Torsten Meireis
Melanie Werren

Frank Mathwig / Torsten Meireis / Melanie Werren

Einleitung

Gerechtigkeit ist ein zentraler Wert in Politik und Gesellschaft. Trotzdem ist sie im Hinblick auf ihren Gehalt und ihre Reichweite höchst umstritten. Der vierte Band der Reihe «Ethics & Care» beschäftigt sich deshalb mit dem letzten der vier bioethischen Prinzipien von Tom L. Beauchamp und James F. Childress, nämlich mit dem Prinzip der «Gerechtigkeit» («Justice»), das auch in der Medizin und im Gesundheitswesen von zentraler Bedeutung ist.

In diesem Buch werden grundlegende und praktische Fragen der Gerechtigkeit mit Bezug auf die Anwendungsfelder Gesundheitswesen, Medizin, Biotechnologien und Pflege diskutiert: Wie sieht eine gerechte Verteilung knapper Ressourcen in der Gesundheitsversorgung aus? Worauf zielt eigentlich eine gerechte Verteilung von Gesundheitsleistungen? Welche besonderen Problemstellungen ergeben sich im Verlauf eines menschlichen Lebens? In welchem Verhältnis stehen Gerechtigkeitsfragen zu anderen Themen der Medizin-, Bio- und Pflegeethik?

Im ersten Teil werden grundlegende Zugänge zur Fragestellung eröffnet. Im zweiten Teil werden anhand praktischer Fragestellungen Herausforderungen und Perspektiven aufgezeigt.

Der erste grundlegende Zugang zum Thema «Gerechtigkeit» bietet *Johannes Eurich*. Er diskutiert am Beispiel von Deutschland die ungleiche Verteilung von Gesundheit und Krankheit aufgrund sozioökonomischer Ursachen und stellt diesbezüglich gesundheitspolitische Forderungen. *Settimio Monteverde* fragt in seinem Beitrag nach einer Konzeption von Pflegebedürftigkeit, die einen Massstab für eine gerechte Verteilung von Pflege gibt. *Rouven Porz* und *Mathias Wirth* stellen sich der Herausforderung, den abstrakt klingenden Wert der Gerechtigkeit für den klinischen Alltag zu übersetzen. *Patrik Hummel*, *Matthias Braun* und *Peter Dabrock* befassen sich mit dem Kopplungsverhältnis von Gutem und Gerechtem im Zusammenhang mit der daten- und algorithmengetriebenen Forschung.

Im zweiten Teil des Buches, in dem es darum geht, den Begriff der Gerechtigkeit zu konkretisieren, fragt *Melanie Werren* nach Gerechtigkeit im Kontext von prä- und postnataler genetischer Diagnostik und Behinderung. *Franziska*

Zúñiga präsentiert in ihrem Artikel Resultate aus und Reflexionen zu der Swiss Nursing Home Human Resources Studie (SHURP), in welcher erstmals die implizite Rationierung in Schweizer Pflegeheimen gemessen wurde. Zum Schluss untersucht *Melanie Werren* aus unterschiedlichen Perspektiven, was «demenzgerecht» bedeutet.

I. Grundlegende Zugänge

Johannes Eurich

Chancengleichheit im Gesundheitswesen – Überlegungen zu einer sozial gerechten Verteilung von Gesundheitschancen

In der Diakoniewissenschaft werden Gerechtigkeitsfragen vor allem aus der Perspektive derjenigen angegangen, die sich in der Gesellschaft in Lagen sozialer Benachteiligung, Marginalisierung oder Exklusion befinden. Damit wird einem Spezifikum theologischen Gerechtigkeitsdenkens gefolgt, welches zum Schutz an den Rand gedrängter, verstossener, ausgegrenzter Menschen bereits im Ersten Testament sogenannte Sozialgesetze – und das religionsgeschichtlich sehr früh – begründet hat.[1] Unter Aufnahme dieser jüdischen Tradition sprechen auch christliche Ethiker von der Parteilichkeit Gottes im Blick auf die Armen; ebenso hat auch die befreiungstheologische Option für die Armen hier eine ihrer biblischen Wurzeln. Gerechtigkeitstheoretisch gewendet heisst dieses Vorgehen, nicht nur bei allgemeinen Grundsätzen der Gerechtigkeit anzusetzen[2] und aus diesen abzuleiten, was in einer ausdifferenzierten Gesellschaft an Chancengleichheit im Gesundheitswesen zu gewährleisten ist, sondern eben auch von Lebenslagen der Entwürdigung, Marginalisierung, Ungerechtigkeit auszugehen und die «unter die Räuber» Gefallenen[3] in den Blick zu nehmen, also Top-Down und Bottom-Up-Verfahren miteinander zu verschränken. Nimmt man die Situationen der Opfer von Ungerechtigkeit heute als Ausgangspunkt, kehrt sich folglich auch die Blickrichtung um. Man schaut nicht länger vom Sozialstaat und seinen Leistungen

---

[1] Vgl. Wolfgang Huber, Gerechtigkeit und Recht. Grundlinien christlicher Rechtsethik, Gütersloh 1996.

[2] Vgl. John Rawls, A Theory of Justice, Oxford 1999; vgl. zur Problematik, allgemeine Gerechtigkeitsgrundsätze auf marginalisierte Personengruppen anzuwenden: Johannes Eurich, Gerechtigkeit für Menschen mit Behinderung. Ethische Reflexionen und sozialpolitische Perspektiven, Frankfurt a. M. 2008, 75ff.

[3] Vgl. die Erzählung vom barmherzigen Samariter in Lk 10,25–37.

aus, sondern versucht, neue Situationen der Not, des Ausschlusses zu erkennen. Genau dies versucht die amerikanische Philosophin Judith Shklar, die von konkreten Erfahrungen der Ungerechtigkeit ausgeht: «Welche Entscheidung wir auch immer treffen, sie wird solange unrecht sein, wie wir der Ansicht des Opfers nicht uneingeschränkt Rechnung tragen und seiner Stimme nicht volles Gewicht verleihen.»[4] Interessant ist die Annahme Shklars, dass Ungerechtigkeit nicht einfach das Gegenteil von Gerechtigkeit ist, sondern auch neben Gerechtigkeit vorhanden sein kann.

Diese Perspektive zugrunde legend möchte ich fragen, was aus dem Grundsatz gleicher Gesundheitschancen im Blick auf Menschen folgt, die in sozialer Hinsicht «ungleich» im Sinne einer sozialen Benachteiligung sind. Dies wird vor allem hinsichtlich der ungleichen Verteilung von Gesundheit und Krankheit aufgrund sozioökonomischer Ursachen am Beispiel Deutschlands diskutiert. Grundsätzlich gehe ich mit Dieter Birnbacher davon aus, «dass das in Deutschland bestehende System der Gesundheitsversorgung den Erfordernissen der sozialen Gerechtigkeit [...] in hohem Maße gerecht wird»[5]. Trotzdem gibt es gesundheitliche Ungleichheiten, die auf Grenzen aufmerksam machen, welche im Blick auf die Herstellung gleicher Gesundheitschancen durch Gesundheitsversorgungssysteme bestehen. Daraus werden Schlussfolgerungen im Blick auf gesundheitspolitische Massnahmen gezogen, die am Ende des Beitrags dargestellt werden

I.   Chancengleichheit als Gerechtigkeitskriterium

Chancengleichheit ist einer der schon länger diskutierten Vorschläge, um die Allokation von medizinischen Leistungen nach einer Gerechtigkeitsidee zu steuern.[6] Diese Idee ist eingegangen in die Sozialgesetzgebung in Deutschland und hat zu Grundsätzen in der Gesundheitspolitik geführt, welche allen Mitgliedern der Gesetzlichen Krankenversicherung einen Anspruch auf medizinische Versorgung einräumen, deren «Qualität und Wirksamkeit der

4   Judith Shklar, Über Ungerechtigkeit. Erkundigungen zu einem moralischen Gefühl, Berlin 1992, 203.

5   Dieter Birnbacher, Wie gerecht ist das deutsche System der Gesundheitsversorgung?, in: Gerd Brudermüller / Kurt Seelmann (Hg.), Zweiklassenmedizin?, Würzburg 2012, 9–30 (15).

6   Vgl. Anton Leist, Chancengleichheit in der Medizin, in: Peter Koller (Hg.), Gerechtigkeit im politischen Diskurs der Gegenwart, Wien 2001, 303–326.

Leistungen [...] dem allgemein anerkannten Stand der medizinischen Erkenntnisse zu entsprechen und den medizinischen Fortschritt zu berücksichtigen»[7] haben.

Das Kriterium der Chancengleichheit in der Medizin ist eine Anwendung des Grundprinzips einer «fairen Verteilung» grundlegender Lebenschancen auf das Gesundheitswesen.[8] John Rawls sieht dazu ein System grundlegender Rechte und Freiheiten (Grundfreiheiten) vor, das in weiteren Abstufungen gleiche Chancen auf öffentliche Ämter (Chancengleichheit) und dann Prinzipien hinsichtlich der Verteilung von Einkommen und natürlicher oder sozial bedingter Ungleichheiten (sozialer Lastenausgleich) beinhaltet. Die Grundfreiheiten werden vorrangig garantiert und sichern die Grundrechte des Individuums ab, etwa im Blick auf bevormundende Entscheidungen Professioneller durch das Prinzip der Selbstbestimmung. Das Prinzip der Chancengleichheit bedeutet, den gleichen Zugang zu Gesundheitsleistungen zu gewähren ohne Berücksichtigung sozialer Unterschiede an Einkommen, Status oder Bildung. Weiterhin sollen nach dem Differenzprinzip sozial bedingte Ungleichheiten – soweit dies einer Gesellschaft möglich ist – ausgeglichen werden. Nach John Rawls soll also jedes Mitglied der Gesellschaft den gleichen Zugang zu Gesundheitsleistungen haben und ebenso sind die natürlichen und sozialen Benachteiligungen auszugleichen. Hier spielt das Prinzip des Bedürfnisses eine Rolle, das zu ungleich höheren Gesundheitsausgaben im Einzelfall führen kann. Über die gleichen Chancen des Zugangs zu Gesundheitsleistungen hinaus ist folglich ein solidarischer Lastenausgleich geboten, der die besonderen Bedürfnisse, die aufgrund natürlicher oder sozialer Benachteiligungen vorhanden sind, mit weitergehenden Ansprüchen versieht. Entgegen dem Differenzprinzip bei John Rawls, das nur die Schlechtestgestellten einer Gesellschaft bedenkt,[9] sieht Dieter Birnbacher den Gehalt der sozialen Gerechtigkeit angemessener in einer prioritaristischen Regel abgebildet. Diese besagt, «dass den relativ Schlechtergestellten weitergehende Ansprüche an solidarischen Leistungen zukommen als anderen, solange ihre Lebenschancen unter einem jeweils gesellschaftlich definierten Normalniveau liegen, und zwar entsprechend dem Ausmass, in dem sie dahinter

---

[7] § 2 Abs. 1 Satz 3 SGB V.
[8] Vgl. hierzu Norman Daniels, Just Health Care, Cambridge 1985, in: ders., Just Health. Meeting health needs fairly. Cambridge u. a. 2009; Dieter Birnbacher (Anm. 5).
[9] Vgl. zur Kritik daran: Eurich (Anm. 2).

zurückbleiben»[10]. Damit hat nicht nur der chronisch erkrankte oder alters-
geschwächte oder unter sonstigen Gebrechen besonders leidende Mensch
einen Anspruch, der über das Recht auf gleichen Zugang zu Gesundheitsleistungen und damit über den Anspruch besser gestellter Mitglieder der
Gesellschaft hinausgeht, sondern auch der aufgrund sozialer Herkunft,
Armut oder sonstiger sozialer Zusammenhänge gesundheitlich Schlechter-
gestellte.[11]

Freilich sind damit erst Grundprinzipien sozialer Gerechtigkeit benannt,
die hinsichtlich ihrer Bedeutung für das Gesundheitssystem weiter aus-
legungsbedürftig sind. Wie weit reicht das Recht auf eine elementare Gesundheitsversorgung? Entspricht es dem Leistungskatalog der Gesetzlichen
Krankenversicherung im Sinne einer Normalversicherung oder umfasst es
lediglich eine Minimalversorgung zur Lebensrettung, Schmerzfreiheit und
bei akuten Erkrankungen? Wie sind die Leistungen der jeweiligen Versor-
gungsstufe zu definieren – umfasst eine Normalversorgung etwa die Behandlung aufgrund eines Kinderwunschs oder durch eine alternative Heilme-
thode? Auch im Blick auf die Gruppe der im Rahmen des Prioritarismus
begünstigten Schlechtergestellten ist zu klären, welche Bedürftigkeit darunter
fällt und welche nicht mehr und in welchem Umfang diese dann zu berücksichtigen ist. Diese Fragen sind im politischen Diskurs unter Berücksichtigung
der Leistungsfähigkeit eines Gesundheitssystems gesellschaftlich auszuhan-
deln. Bei allen Unterschieden, die hier im Einzelnen zu Tage treten mögen,
lässt sich auf einer grundsätzlichen Ebene jedoch bestätigen, dass ein solches
System an Grundfreiheiten und Chancengleichheit den Erfordernissen sozialer Gerechtigkeit zu genügen vermag.[12] Zudem besitzt es eine hohe Bedeutung für den sozialen Zusammenhalt einer Gesellschaft: «Das Prinzip des gleichen Zugangs ist ein Kerngehalt der sozialen Gerechtigkeit, insbesondere in
Gesellschaften mit einer ausgeprägten Schichtung in Hinsicht auf die eng kor-
relierten Variablen Einkommen, Bildungsstand und Macht.»[13] Daher kann der
Bereich der Gesundheitsversorgung einen Ausgleich bieten zur beruflichen
Welt der Hierarchien und Abstufungen und so sowohl die Zustimmung zur
bzw. Identifikation mit der staatlichen Gemeinschaft befördern als auch sozialen Konflikten vorbeugen. «Wenn es um Leben und Gesundheit geht, soll

---

[10] Birnbacher (Anm. 5), 14.
[11] Vgl. Birnbacher (Anm. 5), 14.
[12] Vgl. Birnbacher (Anm. 5), 10–15.
[13] Birnbacher, (Anm. 5), 13.

jeder Einzelne sagen können, dass er der Gesellschaft ebenso viel wert ist wie alle anderen.»[14] Doch wie sieht es in der gesellschaftlichen Realität aus? Welche Ergebnisse liefern empirische Untersuchungen zum sozialen Gradienten von Gesundheit?

II. Sozial bedingte Ungleichheit von Gesundheit und Krankheit

Unter ungleichen Gesundheitschancen wird die ungleiche Verteilung veränderbarer gesundheitsschädigender Bedingungen in einer Gesellschaft verstanden, so dass «dadurch bestimmte Bevölkerungsgruppen systematisch in stärkerem Maß als andere den im Prinzip vermeidbaren Erkrankungsrisiken ausgesetzt sind»[15]. Gleiche Gesundheitschancen bedeuten im Blick auf sozial bedingte Ungleichheit, «eine Gleichheit der Opportunitäten vermeidbarer Gesundheitsrisiken»[16] herzustellen. Niemand soll vermeidbare schlechtere Gesundheitschancen dadurch haben, dass er einer mittellosen oder sozial benachteiligten Bevölkerungsgruppe angehört. Obwohl man vom Gerechtigkeitsempfinden her intuitiv einer solchen Aussage zustimmen mag, weisen medizinsoziologische und sozialepidemiologische Untersuchungen auf das Fortbestehen sozial bedingter Ungleichheit von Gesundheit und Krankheit in westlichen Industrieländern hin. So gibt es:[17]

–   Unterschiede in der Lebenserwartung zwischen Mitgliedern der am besten gestellten und der am meisten benachteiligten sozialen Schicht in einer durchschnittlichen Spanne von vier bis zehn Jahren.[18]

---

[14] Birnbacher, (Anm. 5), 14.

[15] Johannes Siegrist, Sozial ungleiche Gesundheitschancen. Prävention als solidarisches Handeln, in: Anja Katarina Weilert (Hg.), Gesundheitsverantwortung zwischen Markt und Staat. Interdisziplinäre Zugänge, Baden-Baden 2015, 257–274 (257).

[16] Siegrist (Anm. 15), 257.

[17] Vgl. zur folgenden Aufzählung: Siegrist (Anm. 15), 258f.

[18] Vgl. Johannes Siegrist / Michael Marmot, Einleitung: dies. (Hg.), Soziale Ungleichheit und Gesundheit. Erklärungsansätze und gesundheitspolitische Folgerungen, Bern 2008, 15–44. Als Schichtindikatoren galten Bildung, Einkommen und berufliche Position.

–   Dies gilt auch in skandinavischen Ländern mit ihren allen Bevölke-
    rungskreisen zugänglichen, gut ausgebauten Gesundheitssystemen
    ebenso wie in wohlhabenden Ländern wie der Schweiz.
–   Gesundheitliche Ungleichheit gibt es im Vergleich aller sozialen
    Schichten und betrifft nicht nur die am stärksten benachteiligte Be-
    völkerungsgruppe. Der «soziale Gradient» von Morbidität zieht sich
    durch die gesamte Gesellschaft, so dass sich der Gesundheitszustand
    der Mitglieder einer sozialen Schicht mit jeder höheren gesellschaft-
    lichen Position verbessert.[19]
–   Ebenso gibt es einen sozialen Gradienten für chronisch degenerative
    Erkrankungen, die bei sozial schlechter gestellten Bevölkerungsmit-
    gliedern öfters als bei besser gestellten auftreten, der bis in die
    höchste Altersstufe hinein bestehen bleibt.[20]
–   Epidemiologische Studien aus vielen europäischen Ländern belegen
    dieses bis heute typische Verteilungsmuster auch bei gesundheitspo-
    litisch relevanten Indikatoren der krankheitsbedingten Frühinvalidi-
    tät und der vorzeitigen Sterblichkeit, auch im Hinblick auf spezifi-
    sche Erkrankungen wie Koronarsterblichkeit oder Lungenkrebs-
    erkrankungen.[21]

Nun könnte man einwenden, dass nicht die soziale Benachteiligung ursäch-
lich für den sozialen Gradienten von Morbidität ist, sondern genau umge-
kehrt eine höhere Erkrankungshäufigkeit soziale Ungleichheiten erst entstehen lässt, etwa durch die mit einer Erkrankung einhergehenden finanziellen
Belastungen und beruflichen Einschränkungen. Jedoch haben epidemiologische Längsschnittstudien festgestellt, «dass die Kausalrichtung, die von sozialen Einflussfaktoren zur Krankheitsentwicklung führt, wesentlich stärker
ausgeprägt ist als der umgekehrte Wirkzusammenhang»[22]. Ebenso kann auch
ausgeschlossen werden, dass ungleiche Zugangschancen zu medizinischer

---

[19]   Vgl. Michael Marmot, Status Syndrome. How your social standing directly affects
       your health, London 2004, 13–36.
[20]   Marmot (Anm. 19), 39.
[21]   Vgl. Matthias Richter / Klaus Hurrelmann, Gesundheitliche Ungleichheit. Aus-
       gangsfragen und Herausforderungen, in: dies. (Hg.), Gesundheitliche Ungleich-
       heit. Grundlagen, Probleme, Perspektiven, Wiesbaden ²2009, 13–33.
[22]   Siegrist (Anm. 15), 260; vgl. Chris Power / Diana Kuh, Die Entwicklung gesund-
       heitlicher Ungleichheiten im Lebenslauf, in: Siegrist / Marmot (Anm. 18), 45–76.

Behandlung oder eine ungleiche Behandlungsqualität hauptursächlich für die Varianz sozial ungleicher Krankheitslast ist.[23]

Welche Erklärungsansätze können dann gesundheitliche Ungleichheit erklären? Nach Johannes Siegrist kommen vor allem drei Ansätze in Betracht: gesundheitsschädigende Verhaltensweisen, soziale Benachteiligung am Lebensbeginn sowie Belastungen und Benachteiligungen in zentralen Lebensbereichen des Erwachsenenalters.[24] Gesundheitsschädigende Verhaltensweisen hängen mit dem in einer sozialen Gruppe vorherrschenden Lebensstil zusammen, der sich deutlich von Schicht zu Schicht unterscheidet und von der vorhergehenden Generation jeweils übernommen wird. Aus den tradierten Werten, eingespielten Gewohnheiten und vorherrschenden sozialen Normen ergibt sich ein Muster der Lebensführung, das – ergänzt um verfügbare Chancen der Lebensgestaltung – sich auf den Gesundheitszustand auswirkt: «Ungünstiges Ernährungsverhalten, Bewegungsmangel und Übergewicht sind Bestandteile eines gesundheitsschädigenden Lebensstils, der, gemeinsam mit häufigerem Zigarettenkonsum, einen ausgeprägten sozialen Gradienten aufweist: je niedriger der Bildungsgrad und die Einkommenshöhe einer Bevölkerungsgruppe ist, desto häufiger findet sich dieses Muster […].»[25]

Beim Latenzmodell wird hingegen davon ausgegangen, dass am Lebensbeginn eines Menschen wirkende Faktoren (z. B. psychosoziale Stressbelastung der Mutter, Rauchen während der Schwangerschaft) sich später im Lebenslauf als Krankheiten manifestieren. Diese sogenannte Lebenslauf-Perspektive untersucht, «wie soziale und biologische Faktoren, die in verschiedenen Phasen des Lebens und über Generationen hinweg wirksam sind, zur gesundheitlichen Ungleichheit im Erwachsenenalter beitragen. Sie stellt insbesondere die Frage, wie viel der gesundheitlichen Ungleichheit im Erwachsenenalter auf sozial differentielle Exposition im frühkindlichen Alter zurückzuführen ist»[26]. Durch Geburtskohortenstudien konnte nun gezeigt werden, dass ein nachhaltiger Einfluss von psychosozial und sozioökonomisch

---

[23] Vgl. Johan Mackenbach, The persistence of health inequalities in modern welfare states. The explanation of a paradox, in: Social Science & Medicine 75, 2012, 761–769.

[24] Vgl. Siegrist (Anm. 15), 261–269.

[25] Siegrist (Anm. 15), 262.

[26] Power / Kuh (Anm. 22), 45f.

ungünstigen Startchancen am Lebensbeginn auf den späteren Gesundheitszustand im Erwachsenenalter auswirkt.[27] Allerdings sind davon nur schwerlich die späteren Einflüsse durch Erziehung und Sozialisation abzugrenzen,
weshalb man zum Kumulationsmodell übergegangen ist, welches davon ausgeht, «dass eine vor der Geburt und in früher Kindheit erworbene erhöhte
Gefährdung durch nachfolgende ungünstige körperliche, seelische und soziale Entwicklungschancen während der Sozialisation im Elternhaus verstärkt wird»[28]. Bei der Entwicklung gesundheitlicher Ungleichheit hat man
festgestellt, dass auf diese Weise längerfristig entstehende geringere Gesundheitschancen weit verbreitete Krankheiten einschliessen, die bei sozial
schlechter gestellten Schwangeren bzw. Eltern wesentlich häufiger auftreten
als bei besser gestellten.

In der Lebenslauf-Perspektive kommt besonders dem frühen und mittleren Erwachsenenalter eine besondere Bedeutung zu, weil sich in diesem Alter
die Zugehörigkeit zu einer sozialen Schicht inklusive damit verbundener sozialer Rollen, Berufstätigkeit und Engagementformen und damit die weitere
gesellschaftliche Stellung eines Menschen verfestigen. «Schichtzugehörigkeit
bedeutet daher zum einen, in unterschiedlichem Maß an der Zuteilung gesellschaftlich wertvoller Güter und Ressourcen zu partizipieren, zum anderen,
durch typische Erfahrungen, Fähigkeiten und Lebensstile der eigenen sozialen Lage geprägt zu sein.»[29] Besonders gut belegt ist der Einfluss materieller
Not und Benachteiligung auf die gesundheitliche Ungleichheit, jedoch werden neben Armut auch weniger sichtbare Formen sozialer Benachteiligung
als Gesundheitsdeterminanten in den Blick genommen. Der psychosozialen
Umwelt kommt hierbei eine Schlüsselfunktion zu, denn darunter wird «der-
jenige Bereich sozialer Opportunitäten verstanden, der Menschen zur Verfügung steht, um ihre fundamentalen Bedürfnisse nach Wohlbefinden, Produktivität und positiver Selbstentfaltung zu erfüllen»[30]. Die Verfügbarkeit und
Qualität sozialer Rollen, welche im frühen und mittleren Erwachsenenalter
erworben werden, beeinflusst massgeblich, wie die psychosoziale Umwelt
eines Menschen beschaffen ist und inwieweit er bzw. sie solche fundamenta-

---

[27]   Vgl. George Davey-Smith / John Lynch, Life course approaches to socioeconomic
        differentials in health, in: Diana Kuh / Yoav Ben–Shlomo (Hg.), A Life Course Ap-
        proach to Chronic Disease Epidemiology, Oxford ²2004, 77–115.
[28]   Siegrist (Anm. 15), 263.
[29]   Siegrist (Anm. 15), 264.
[30]   Siegrist (Anm. 15), 265.

len Bedürfnisse befriedigen kann. Viele Studien haben den sozialen Gradienten in der zentralen sozialen Rolle bezahlter Erwerbsarbeit herausgestellt. So ist die Erwerbsbeteiligung wie die Qualität beruflicher Arbeit in niedriger sozialer Schichtzugehörigkeit entsprechend schlechter, d. h. diskontinuierlicher und belastender, als in höheren sozialen Schichten, so dass eine Relation zwischen Schichtzugehörigkeit und Gesundheitsrisiko aufgrund einer belastungsreichen psychosozialen Arbeitsumwelt hergestellt werden konnte.[31] Die Effekte entsprechender psychosozialer Belastungen wurden z. B. in Arbeitsstressstudien hinsichtlich erhöhter Erkrankungsrisiken an depressiven Störungen und an Herz–Kreislauf–Krankheiten nachgewiesen.[32] Nimmt man diese Befunde zu den bereits dargestellten anderen Faktoren hinzu, so werden deren Effekte auf die sozial ungleich verteilte Krankheitslast deutlich. Zudem können sich gesundheitliche Beeinträchtigungen im Lebenslauf kumulieren und bis in den Renteneintritt hinein Auswirkungen haben.

Die empirischen Befunde hinsichtlich der Ungleichheit von Gesundheit und Krankheit weisen eine hohe Evidenz für ihre soziale Bedingtheit aus. Daher ist in ethischer Hinsicht zu diskutieren, welche Folgen dies für die Idee gleicher Gesundheitschancen hat.

III. Gerechtigkeitsprobleme im Blick auf die Herstellung gleicher Gesundheitschancen

Zunächst sollten zwei Aspekte diskutiert werden, die nochmals grundsätzliche Fragen im Blick auf die Prinzipien der Chancengleichheit beim Zugang zu Gesundheitsleistungen und des sozialen Lastenausgleichs im Rahmen des Prioritarismus betreffen. Zum einen setzen beide Eigenverantwortung als ethisches Prinzip nicht ausser Kraft, sondern geradezu voraus. Bei gleichen Zugangschancen geht es nicht nur um ein rein formales Verständnis von

---

[31] Vgl. Johannes Siegrist / Töres Theorell, Sozioökonomischer Status und Gesundheit. Die Rolle von Arbeit und Beschäftigung, in: Siegrist / Marmot (Anm. 18), 99–130.

[32] Vgl. Eva Maria Backé u. a., The role of psychosocial stress at work for the development of cardiovascular disease: a systematic review, in: International Archives of Occupational and Environmental Health 85, 2012, 67–79; Stephan A. Stansfeld / Bridget Candy, Psychosocial work environment and mental health – a meta–analytic review, in: Scandinavian Journal of Work and Environmental Health 32, 2006, 443–462; Andrew Steptoe / Mika Kivimäki, Stress and cardiovascular disease, in: Nature Reviews in Cardiology 9, 2012, 360–370, zit. nach Siegrist (Anm. 15), 268.

Chancengleichheit, etwa dass niemandem der Zugang zu ärztlicher Behandlung verwehrt wird. Vielmehr geht es auch um eine inhaltliche Näherbestimmung, worin Chancengleichheit besteht. Nach Anton Leist ist diese weniger ein Kriterium im engeren Sinn, sondern eher eine Sammelkategorie für eine Klasse von Argumenten oder moralischen Intuitionen: «Chancengleichheit ist vielleicht so etwas wie eine Leitidee dafür, dass sich Menschen untereinander mehr schuldig sind als nur, einander keine Hindernisse in den Weg zu legen oder einander nicht zu unterdrücken. Positiv formuliert sagt die Idee, dass sie einander dahingehend unterstützen sollen, dass sie die gleichen Handlungschancen und damit auch die gleichen Chancen der Selbstverantwortung erhalten.»[33] Chancengleichheit umfasst Freiheit als Selbstverantwortung, weil Gleichheit nicht in den Endzuständen eines guten Lebens erreicht werden soll, sondern nur die Chancen darauf, was notwendigerweise impliziert, dass die Einschränkungen, die aufgrund von Zufall oder sozialer Herkunft bestehen, möglichst kompensiert werden sollen, jeder aber für die Führung seines eigenen Leben verantwortlich ist.[34] Dies schliesst ein, dass es keine Pflicht zur Gesunderhaltung gibt.[35]

Zum anderen ist zu betonen, dass die alleinige Eigenverantwortung in der Krankheitsvorsorge schon deshalb ausscheiden muss, weil die Menschen aufgrund ihrer ungleichen sozialen Herkunft dies nicht auf gleiche Weise tun können und darüber hinaus soziale Ungleichheit eben auch ungleiche Gesundheitszustände bedeutet. Welche Massnahmen dagegen ergriffen werden können, folgt weiter unten. Gleichwohl heisst dies nicht, dass keine Eigenverantwortung einzufordern wäre, und auch nicht, dass der Staat zur Neutralität gegenüber besonders ungesunden Lebensformen verpflichtet wäre.[36] Er darf zwar keinen Zwang etwa zur Krankheitsvorsorge oder zur Durchführung einer Impfung anwenden, aber staatliche Ansätze zur Förderung einer gesünderen Lebensführung oder Anreizsysteme zur Vermeidung einer Über(be)lastung des Gesundheitssystems sind möglich.[37] Es geht bei der Frage nach Chancengleichheit also um Grundprinzipien, die in der Konkretion auf wei-

---

[33] Anton Leist, Chancengleichheit in der Medizin, in: Peter Koller (Hg.), Gerechtigkeit im politischen Diskurs der Gegenwart, Wien 2001, 303–326 (306).

[34] Leist (Anm. 33), 311f.

[35] Vgl. Günther Patzig, Gibt es eine Gesundheitspflicht?, in: Ethik in der Medizin 1, 1989, 3–12.

[36] Birnbacher (Anm. 5), 13.

[37] Vgl. Birnbacher (Anm. 5), 13.

tere Fragen stossen und unterschiedlich bewertet werden. Diese grundsätzlichen Überlegungen sollen nun anhand der oben im zweiten Kapitel dargestellten Befunde mit der Situation in Deutschland abgeglichen werden.

1. Die Frage gleicher Zugangschancen zum Gesundheitssystem

Generell kann gesagt werden, dass das deutsche Gesundheitssystem ein hohes Niveau medizinischer Versorgung für jeden Versicherten gewährleistet. Jedoch wird für das Jahr 2013 davon ausgegangen, dass ca. 100 000 bis 150 000 Menschen ohne Krankenversicherung in Deutschland lebten. Diese setzen sich zusammen aus Personen wie Selbstständigen, die ihre Beiträge nicht mehr bezahlen können, Ehepartnern, die mit der Scheidung die Versicherung verloren haben, und Arbeitslosen, die keine Leistungen mehr erhalten.[38] Trotz der Gesetzlichen Krankenversicherung gibt es folglich Menschen in Deutschland, die nicht die gleichen Chancen auf Zugang zu Gesundheitsleistungen haben wie andere. Zu diesen zählen auch besonders vulnerable Personengruppen wie etwa Sozialhilfe-Empfänger, die zur Gruppe der am schlechtesten gestellten Mitglieder der Gesellschaft gehören und nicht nur mit den schlechtesten Gesundheitszustand aufweisen, sondern einen erschwerten Zugang zu medizinischen Leistungen haben. Weiterhin fallen bei vielen chronisch Erkrankten überdurchschnittliche Ausgaben für Krankheitsbehandlungen an, die ein Armutsrisiko darstellen. Zuzahlungen wie die Praxis- oder Apothekergebühren bedeuten dann trotz Härtefallregelungen eine unverhältnismässige finanzielle Belastung für Menschen, die bereits am Existenzminimum leben. Nach der Bioethik-Kommission Rheinland-Pfalz kann eine Folge solcher zusätzlichen finanziellen Lasten sein, dass überschuldete Menschen im Krankheitsfall selbst dann den Arzt nicht aufsuchen, wenn erwartbar ist, vom Arzt die erforderliche Behandlung zu erhalten.[39] Weitere Gruppen sind die Asylbewerber und die Menschen ohne Papiere, die in Deutschland nur eine medizinische Minimalbehandlung erhalten, aber nicht

---

[38]   Vgl. Bundesregierung, Zahl der Menschen ohne Krankenversicherung hat stark abgenommen, 20.02.2013, online abrufbar unter: www.bundestag.de/presse/hib/2013_02/2013_083/06.html (18.10.2018). Im Jahr 2011 waren es 137 000 Personen, wobei aber nur Menschen mit festem Wohnsitz erfasst wurden. Menschen ohne gesicherten Aufenthaltsstatus, Wohnungslose oder auch Flüchtlinge ohne Krankenversicherung sind dabei nicht erfasst.

[39]   Vgl. Bioethik-Kommission Rheinland-Pfalz (Hg.), Gesundheit und Gerechtigkeit. Ethische, soziale und rechtliche Herausforderungen, Mainz 2010, 58.

die Normalversorgung, welche einem Mitglied der Gesetzlichen Krankenversicherung zusteht. Je nach Schätzung bzw. angewendeten Erfassungskriterien gibt es zwischen 100 000 und 400 000 Menschen ohne Papiere in Deutschland, die nur zum Teil eine Krankenversicherung haben, z. B. wenn sie trotz fehlender Arbeitserlaubnis arbeiten und somit auch krankenversichert sind, jedoch keine medizinischen Leistungen in Anspruch nehmen aus Angst, entdeckt und der Aufenthaltsbehörde gemeldet zu werden.[40] Einen besonderen Fall stellen Menschen ohne festen Wohnsitz dar. So bleiben über 200 000 Menschen ohne festen Wohnsitz in der medizinischen Versorgungsstruktur Deutschlands nur inadäquat berücksichtigt,[41] denn «das ärztliche Versorgungssystem ist nicht auf die Klientel der Menschen in sogenannten ‹Abstiegskarrieren› eingerichtet. Obdachlose Menschen werden von Ärzten und Krankenhäusern abgelehnt und/oder nicht umfassend beraten und behandelt»[42]. Es ist deutlich, dass für diese Personenkreise nicht von Chancengleichheit im Blick auf den Zugang zu Gesundheitsleistungen gesprochen werden kann, auch wenn im Einzelfall zu klären bleibt, welches Mass an Eigenverantwortung und Kooperationsbereitschaft – etwa bei Menschen ohne festen Wohnsitz – einzufordern ist.[43]

2. Der soziale Gesundheitsgradient als Gerechtigkeitsproblem
«Eine medizinische Grundversorgung kann nur sozial gerecht sein, wenn sie unabhängig vom individuellen Gesundheitsrisiko und unabhängig von der individuellen Zahlungsfähigkeit zur Verfügung steht.»[44] Soziale Ungleichhei-

---

[40]   Vgl. Mediendienst Integration, Informationen zu Fragen der Einwanderungsgesellschaft, online abrufbar unter: http://mediendienst–integration.de/migration/flucht–asyl.html (18.10.2018).

[41]   Vgl. Johannes Eurich, Herausforderungen für die Diakonie im aktivierenden Sozialstaat – Der Einbezug sozial benachteiligter Menschen am Beispiel der Gesundheitsversorgung von wohnungslosen Menschen, in: Anja Katarina Weilert (Hg.), Gesundheitsverantwortung zwischen Markt und Staat. Interdisziplinäre Zugänge, Baden-Baden 2015, 191–205.

[42]   Klaus F. H. Schaumann, Medizinische Notversorgung für obdachlose Menschen, in: Diakonie 22, 1996, 351–353 (351).

[43]   Vgl. Johannes Eurich, Verarmt, verscharrt, vergessen? Zum Sterben und Tod von Menschen ohne festen Wohnsitz, in: Theorie und Praxis der Sozialen Arbeit 63, 2012, 92–100.

[44]   Birnbacher (Anm. 5), 16.

ten sind also dahingehend auszugleichen, dass alle Mitglieder einer Gesellschaft gleiche Chancen auf Gesundheit haben. Daraus folgt «eine Umverteilung der Lasten von den ‹schlechten› zu den ‹guten› Risiken sowie eine Umverteilung von den Reicheren zu den Ärmeren», um die «Gleichheit der Chancen auf eine angemessene medizinische Behandlung auch für die von der natürlichen und der sozialen Lotterie Benachteiligten»[45] zu gewährleisten. Gleichwohl ist nicht nur umstritten, mit welchen sozialen Instrumenten soziale Gerechtigkeit im Gesundheitswesen hergestellt werden soll, sondern es muss auch konstatiert werden, dass die gerechte Verteilung von Gesundheit und Krankheit nicht durch ein Gesundheitsversorgungssystem bewirkt werden kann: «Da Gesundheit überwiegend ein natürliches Gut ist, kann eine gerechte Verteilung von Gesundheit und Krankheit nicht ‹hergestellt› werden, so wie ein bestimmtes Verteilungsmuster von Sozialleistungen hergestellt werden kann.»[46] Daher sind Ansprüche im Blick auf die Verteilung von Gesundheitschancen nicht als «Recht auf Gesundheit» (miss)zuverstehen, sondern bedeuten das «Recht auf entsprechende Angebote und auf die Mittel zu ihrer Wahrnehmung»[47]. Zu diskutieren ist, wie unter dieser Prämisse dem sozialen Gradienten von Gesundheit begegnet werden kann. Denn dieser besagt wie oben unter II. ausgeführt: «Je ungünstiger der soziale Status, desto höher die Sterblichkeit. Dabei sind nicht nur die Mitglieder der untersten sozialen Schichten gegenüber dem Rest der Gesellschaft benachteiligt. Es existiert vielmehr ein sozialer Gradient über alle gesellschaftlichen Schichten hinweg.»[48] Allerdings scheint dieser weniger durch die Leistungsangebote des Gesundheitssystems beeinflusst zu sein, als vielmehr durch soziale Faktoren ausserhalb desselben. «Eine der fundamentalen Erkenntnisse der neueren Public-Health-Forschung ist die, dass sich die Leistungsfähigkeit und die Organisationsform des Medizinsystems in einem sehr viel geringerem Maße auf das soziale Verteilungsmuster des Gesundheitsstatus der Bevölkerung auswirkt, als üblicherweise angenommen wird.»[49] Folglich sind für einen beträchtlichen Teil der Ungleichheiten in den Gesundheitszuständen soziale Faktoren wie

---

[45]   Birnbacher (Anm. 5), 17.

[46]   Birnbacher (Anm. 5), 20.

[47]   Birnbacher (Anm. 5), 20.

[48]   Georg Marckmann, Präventionsmaßnahmen im Spannungsfeld zwischen individueller Autonomie und allgemeinem Wohl, in: Ethik in der Medizin 22, 2010, 207–220 (209).

[49]   Birnbacher (Anm. 5), 22.

etwa die höhere Stressbelastung niedriger sozialer Schichten ausschlaggebend. Diese können daher nicht notwendigerweise über Steigerungen in Gesundheitsausgaben oder gerechtere Strukturen der Gesundheitsversorgung beseitigt werden.

Daraus folgen unterschiedliche Fragestellungen: Müsste zum einen Medizin heute nicht mehr denn je eine soziale Wissenschaft sein? Müsste das Gesundheitswesen sich folglich nicht stärker auf die drängenden medizinischen Probleme konzentrieren, die sich aus sozialen Differenzen ergeben? Stattdessen werden Perspektiven individualisierter Medizin bevorzugt und medizinische Forschung wird ohne ausreichende Berücksichtigung sozialer Faktoren vorangetrieben. Dadurch ergibt sich ein Ungleichgewicht, das schwerlich gerecht zu nennen ist. Denn gegenüber der gestiegenen Lebenserwartung von Menschen aus der obersten Einkommens- und Bildungsschicht in Deutschland, die in gestiegener Lebensqualität immer älter werden, fällt die Lebenserwartung von Menschen aus der untersten sozialen Schicht deutlich ab. Deren Mitglieder leben signifikant kürzer im Vergleich zu Mitgliedern der obersten Schicht (Frauen im Schnitt 8,4 Jahre, Männer 10,8 Jahre).[50] Dieser Gerechtigkeitslücke muss durch Ausbau von Public-Health-Forschung und Gesundheitswissenschaften auf medizinischem Gebiet begegnet werden. Zum anderen spielen eben soziale Faktoren eine bedeutende Rolle, die nicht oder nur unwesentlich durch Leistungen des Gesundheitssystems beeinflusst werden können. Daher muss gesellschaftlich diskutiert werden, ob ein Teil der Mittel, die dem Gesundheitssystem zufliessen, nicht besser in anderen Teilbereichen wie etwa der Bildung oder in gezielten Massnahmen der Prävention und der Befähigung von Mitgliedern der untersten Einkommens- und Bildungsschicht eingesetzt werden sollen und auf diese Weise die Verringerung der ungleichen Verteilung von Gesundheitschancen effektiver realisiert werden kann. Volker Schmidt hat dazu den Vorschlag eingebracht, anstatt der Entwicklung einer «low chance medicine» in bestimmten Krankheitsfällen eher Massnahmen zur Anhebung des Bildungsniveaus der untersten sozialen Schichten zu fördern, um so einen Ansatz zu stärken, der gegebenenfalls bessere und zugleich sozial gerechte

---

[50]   Vgl. Eva U. B. Kibele / Domantas Jasilionis / Vladimir M. Shkolnikov, Widening socioeconomic differences in mortality among men aged 65 years and older in Germany, in: Journal of Epidemiology and Community Health 67, 2013, 453–457.

Effekte in der Verteilung der Gesundheitszustände bewirken kann.[51] Ebenso finden sich in der Literatur entsprechende Vorschläge zur Verstärkung der Prävention, um schichtbedingte Faktoren durch geändertes Verhalten zu relativieren.[52] Diese werden nun abschliessend diskutiert.

IV. Prävention, Bildung und Befähigung als gesundheitspolitische Massnahmen

Um präventive Massnahmen treffen zu können, muss auf staatlicher Seite eine ausreichende «Datenbasis zu sozioökonomischen Ungleichheiten von Gesundheitschancen und Erkrankungsrisiken und ihren Determinanten» bestehen, welche nach dem Vorbild z. B. skandinavischer Länder auch für Deutschland gefordert wird.[53] Auf entsprechender Grundlage soll dann über einzelne gesundheitspolitische Massnahmen eine Strategie für ein umfassendes, sektorenübergreifendes Programm zur Verringerung gesundheitlicher Ungleichheit entwickelt und auf nationaler Ebene umgesetzt werden. Durch diese können die Ursachen des sozialen Gesundheitsgradienten gezielter bekämpft werden, als dies im Rahmen einer allgemeinen Armutsbekämpfung der Fall ist, ohne dabei Möglichkeiten anderer Handlungsfelder wie Wohnungsbau, Stadtplanung, Verkehrs- und Umweltpolitik zu vernachlässigen.[54] Erste Ansätze dazu gibt es in Deutschland etwa durch Einführung des § 20 SGB V im Jahr 2002, nach welchem gesetzliche Krankenkassen primärpräventive Leistungen zur Verringerung sozial bedingter gesundheitlicher Ungleichheit erstatten sollen.[55] Dabei kann zivilgesellschaftliches Engagement auf

---

51 Volker H. Schmidt, Some Problems of Contemporary Public Health Ethics, in: Zentrum für interdisziplinäre Forschung Universität Bielefeld (Hg.), Mitteilungen 2, 2014, 15–25 (24).

52 Siegrist (Anm. 15), 269ff.

53 Siegrist (Anm. 15), 269.

54 Vgl. Thomas Lampert / Andreas Mielck, Gesundheit und soziale Ungleichheit. Eine Herausforderung für Forschung und Politik, in: GGW 8, 2008, 7–16 (14).

55 Hierzu wurde ein von der Bundeszentrale für gesundheitliche Aufklärung (BZgA) koordinierter Kooperationsverbund «Gesundheitsförderung bei sozial Benachteiligten» eingerichtet, dem auch die meisten Spitzenverbände der Krankenkassen angehören. Vgl. BZgA (Hg.), Kriterien guter Praxis in der Gesundheitsförderung bei sozial Benachteiligten, Köln 2007. Vgl. zum Überblick, in: Robert Koch-Institut

kommunaler Ebene gesundheitliche Präventionsprogramme unterstützen, z. B. am Lebensbeginn durch psychosoziale aber auch materielle Unterstützungsangebote für junge Eltern bzw. Schwangere in sozial herausfordernden Lagen oder durch den Ausbau von gezielten Kinderbetreuungsdiensten.[56] Gerade diakonische Einrichtungen und Kirchengemeinden können hier einen bedeutsamen Beitrag leisten.[57] Auch hinsichtlich der Arbeitsbedingungen sind gezielte Reduktionen von Stressoren und Verbesserungen durch betriebliche Gesundheitsförderung möglich.

Jedoch zeigt sich in der Praxis, dass präventive Initiativen und gesundheitsfördernde Angebote zumeist nicht von den schlechtestgestellten Mitgliedern der Gesellschaft in Anspruch genommen werden, obwohl diese vor allem für sie angeboten werden und sie dadurch eine bedeutende Gesundheitsverbesserung erreichen könnten. Stattdessen nehmen vor allem Bürgerinnen und Bürger aus der Mittelschicht an solchen Angeboten teil, so dass «im Ergebnis Massnahmen der Gesundheitsförderung und der Prävention den ‹sozialen Graben› zwischen verschiedenen Bevölkerungsgruppen vertiefen (können), obwohl sie zu seiner Nivellierung beitragen wollen»[58]. Dass dies nicht nur eine gesundheitspolitische Herausforderung für die Gestaltung solcher Massnahmen darstellt, sondern auch aus Gerechtigkeitsperspektive zu problematisieren ist, liegt auf der Hand. Wobei nicht zuerst die fehlende Eigenverantwortung der betroffenen Personen zu thematisieren ist, denn diese müssen dazu oftmals erst befähigt werden. In der Perspektive der Befähigungsgerechtigkeit ist mit Peter Dabrock vielmehr dem Grundsatz «Erst Fördern, dann Fordern»[59] Nachdruck zu verleihen und eine andere Einbindung präventiver Angebote in vorausgehende Befähigungs-Massnahmen vorzusehen.

Zwar wird eine frühzeitige Beteiligung betroffener Personen an der Planung und Durchführung von Massnahmen gefordert, denn ohne deren Partizipation besteht die Gefahr, «dass die Maßnahmen an den wahren Ursachen der gesundheitlichen Probleme vorbei geplant werden, sie nur auf geringe

---

(Hg.), Beiträge zur Gesundheitsberichterstattung des Bundes. Gesundheitliche Lage der Männer in Deutschland, Berlin 2014, 187ff.

56   Vgl. Siegrist (Anm. 15), 270f.

57   Vgl. Peter Dabrock, Befähigungsgerechtigkeit. Ein Grundkonzept konkreter Ethik in fundamentaltheologischer Perspektive, Gütersloh 2012, 285.

58   Bioethik-Kommission Rheinland-Pfalz (Anm. 39), 63f.

59   Vgl. Dabrock (Anm. 57), 280ff.

Akzeptanz stoßen und möglicherweise sogar zu einer Verstärkung der Diskriminierung beitragen»[60]. Partizipation kann jedoch nur dann erfolgen, wenn eine Person auch dazu in der Lage ist. «Vor allem bei Personen, deren Gesundheit verbessert werden soll, ist es oft erforderlich, dass sie zur Partizipation ‹befähigt› werden.»[61] Hierzu kann auf Prinzipien aus Empowerment-Konzepten der Sozialen Arbeit zurückgegriffen werden,[62] die auf das Gesundheitswesen übertragen und in der Praxis umgesetzt werden.[63] Dies erscheint auch deshalb angemessen, weil bei Menschen aus der untersten sozialen Schicht neben gesundheitsriskanten Verhaltensgewohnheiten (z. B. Rauchen, übermässiger Alkoholkonsum, Bewegungsmangel) auch die Ernährungsgewohnheiten (zu fett, zu süss, zu viel) zu entsprechenden Folgen (Übergewicht und Adipositas) beitragen, die in diesen Schichten verbreiteter sind.[64] Um Diskriminierung in diesen Fällen vorzubeugen, d. h. die Schuld für bestimmte Krankheitszustände nicht einfach individuell den betroffenen Menschen ohne Berücksichtigung weiterer Faktoren zuzurechnen, sollte bei den Motiven für gesundheitsschädigendes Verhalten angesetzt werden, das eben oftmals in engem Zusammenhang mit belastenden Lebensverhältnissen steht – blosse Informationen über die gesundheitsschädigenden Wirkungen reichen hier nicht aus. Denn «bei jeder Erklärung der gesundheitlichen Ungleichheit, die am Gesundheitsverhalten ansetzt, sollte jedoch beachtet werden, dass dieses nicht allein von individuellen Entscheidungen abhängt, sondern auch von den Lebensumständen der Menschen und den dadurch geprägten Einstellungen, Wahrnehmungen und Bewertungen»[65]. In diesem Sinne muss den Auswirkungen belastender Lebensverhältnisse auf gesundheitliche Risiken mehr Beachtung geschenkt werden. «Erfolgreich sind Maßnahmen zur Verringerung der gesundheitlichen Ungleichheit daher vor allem dann, wenn sie auf

---

[60] Lampert / Mielck (Anm. 54), 14.
[61] Lampert / Mielck (Anm. 54), 15.
[62] Vgl. Norbert Herriger, Empowerment in der Sozialen Arbeit. Eine Einführung, Stuttgart ⁵2014.
[63] Auf entsprechende Projekte wie «gesund leben lernen» weisen Lampert / Mielck (Anm. 54), 14 hin.
[64] Vgl. Ines Heindl, Ernährung, Gesundheit und soziale Ungleichheit, in: Aus Politik und Zeitgeschichte 42, 2007, 32–38; Gerd B. M. Mensink / Thomas Lampert / Eckard Bergmann, Übergewicht und Adipositas in Deutschland 1984–2003, in: Bundesgesundheitsblatt – Gesundheitsforschung – Gesundheitsschutz 48, 2005, 1348–1356.
[65] Lampert / Mielck (Anm. 54), 13.

dem ‹Setting-Ansatz› basieren, die Menschen also dort abholen, wo sie wohnen, arbeiten, zur Schule gehen oder ihre Freizeit verbringen.»[66] Interventionsmöglichkeiten sollten daher ein breites Spektrum unterschiedlicher Ansätze berücksichtigen, welche in auf einander abgestimmten Massnahmen zu einer umfassenden politischen Handlungsstrategie verbunden und in einzelnen Politikfeldern dann konsequent verfolgt werden.[67]

---

[66]   Lampert / Mielck (Anm. 54), 15.

[67]   Lampert / Mielck (Anm. 54), 14. Unter Verweis auf solche Strategien in anderen europäischen Ländern (vgl. Department of Health (Hg.), Tackling health inequalities, in: A Programme for Action, London 2003; Gunnar Ågren, Sweden's New Public Health Policy, Stockholm 2003.).

Settimio Monteverde

Soziale Gerechtigkeit und moralische Proximität in Pflegebeziehungen: Ein Widerspruch für die Pflegeethik?

I. Einleitung und Überblick

Pflege ist ein intersubjektives Geschehen, das Pflegebedürftige und Pflege-fachpersonen im Prozess der Ermittlung des Pflegebedarfs, der Erbringung von Pflege und ihrer Evaluation verbindet. Pflege als deskriptiver, handwerk-lich-technischer Begriff alleine vermag aber noch nicht hinreichend zu erklä-ren, welche ihre Adressaten sind.[1] Erst der Begriff der *Pflegebedürftigkeit* ist es, der diese normative Aufgabe zu leisten vermag. Er bildet den strukturellen Rahmen gängiger Konzepte der Pflegediagnostik, begründet die Übernahme von Pflegeleistungen durch die Sozialversicherungen und den Anspruch auf weitere Formen der Unterstützung für Betroffene und Angehörige. Als pflege-gebedürftig erscheinen Menschen in den unterschiedlichsten Lebenslagen, die mit den natürlichen Folgen von Krankheit, Behinderung oder Alterung konfrontiert sind. Pflegebedürftigkeit wird in der Regel als Attribut von Indi-viduen wahrgenommen, die auf einem festgestellten Defizit an Möglichkeiten der Selbstpflege beruht. Sogenannte Bedürfnistheorien von Pflege, wie diejeni-ge der US-amerikanischen Pflegetheoretikerin Dorothea Orem (1914–2007), haben dies auf klassische Weise formuliert.[2] Solche Theorien mögen zwar auf-grund ihrer Defizitorientierung eine nicht zu verleugnende Tendenz zum Re-duktionismus aufweisen, sie erscheinen aber als alternativlos, wenn es darum geht, den Bedarf an pflegerischer Unterstützung, Begleitung und Betreuung valide zu ermitteln und Pflege effektiv zu verteilen. Dass die Verteilung von Pflege an den Bedürfnissen von Pflegebedürftigen auszurichten ist, ist ein

---

[1] Personenbezeichnungen gelten sinngemäss für beide Geschlechter.

[2] Dorothea E. Orem, Nursing: concepts of practise, New York 1985. Dt. in: Dorothea E. Orem, Strukturkonzepte der Pflegepraxis, Berlin 1997.

ethisches Postulat, das sich nicht nur aus Wirksamkeitserwägungen ergibt, sondern in Zeiten «knapper» Pflege auch aus Gerechtigkeitserwägungen.

Dieser Beitrag nimmt die Frage auf, wie Pflegebedürftigkeit zu konzipieren ist, um einen moralischen Anspruch auf Pflege begründen zu können und einen Massstab dafür zu geben, welche Verteilung von Pflege gerecht ist. Er geht von den Erkenntnissen aus, dass Gesundheit und Krankheit – und somit auch damit eingehende Pflegebedürftigkeit – nie absolut vorhanden oder nicht vorhanden, sondern durch das Individuum und sein Umfeld koproduziert sind. Somit ist auch Pflegebedürftigkeit an Determinanten gekoppelt: Dazu zählen biologische (z. B. genetische Ausstattung und Umweltbedingungen), politische (z. B. Migration und Flucht, Zugang zu Leistungen des Gesundheitssystems), soziale (Bildung, Vernetzung, Gesundheitskompetenz), ökonomische (Versicherungs-, resp. Abdeckungsgrad) sowie technologische Determinanten (Verfügbarkeit medizinischer Innovationen zur Erhaltung und Förderung der Gesundheit). Ein solches breites Verständnis von Pflegebedürftigkeit und ihrer Determinanten hat weitreichende Folgen für die Frage nach einer adäquaten Konzeption von Gerechtigkeit im Rahmen der Pflegeethik. Bei näherer Betrachtung der laufenden Diskussionen zeigt sich eine Dominanz von Fragen der Verteilungsgerechtigkeit am «scharfen Ende» des Pflegealltags, bei denen Gerechtigkeit hauptsächlich als Frage der gerechten Verteilung jeweils verfügbarer pflegerischer Ressourcen am jeweiligen «Patienten vor dir» imponiert. Das heisst der Fokus liegt vor allem auf Priorisierungen von Pflege als knappem Gut innerhalb *bestehender* Pflegebeziehungen. Die dahinter stehende ethische Grundannahme lautet, dass die physische Proximität innerhalb der Pflegenden-Patienten-Interaktion immer auch eine moralische Proximität begründet. Ausgehend vom Konzept der «universalen Pflegebedürftigkeit», wie sie die Präambel des Ethikkodexes des International Council of Nurses beschreibt, wird eine alternative Konzeption von Gerechtigkeit für die Pflegeethik beschrieben. Diese behält sowohl das «scharfe Ende» der Patientenversorgung als auch das «stumpfe Ende» der gerechten Verteilung von Chancen, Ressourcen oder Wohlergehen im Visier, welche sowohl für Menschen innerhalb von Pflegebeziehungen als auch für vulnerable Populationen, die ausserhalb derselben stehen, gilt. Eine solche Konzeption bedingt aber, dass moralische Proximität massgeblich – aber *nicht ausschliesslich* – in der physischen Proximität der konkreten moralischen Akteure begründet sein kann. Abschliessend werden Konsequenzen formuliert, die eine solche Konzeption für das Verständnis von Gerechtigkeit im Rahmen der Pflegeethik hat. Ausgehend von der Universalität der Pflegebedürftigkeit und des dadurch ausgeweiteten Radius moralischer Proximität artikuliert sie sich

im Wesentlichen als *soziale* Gerechtigkeit. Diese beleuchtet nicht nur bestehende Pflegebeziehungen am «scharfen» Ende pflegerischen Handelns,
sondern auch potenzielle Pflegebeziehungen am «stumpfen» Ende, welche
durch die global und lokal wirkenden Determinanten der Pflegebedürftigkeit
entstehen.

II. Die gerechte Verteilung von Pflege

Organisierte Formen von Pflege sind Merkmale institutionalisierter rezipro-
ker Solidarität von Gemeinschaften, welche ihre Mitglieder vor den negativen
Auswirkungen von Krankheit, Behinderung oder funktionellen Einschränkungen schützen möchten. Pflege ist ein Gut, das in und für die Gemeinschaft
produziert und verteilt wird. In den letzten Jahrzehnten ist das Bewusstsein
darüber gestiegen, dass auch Pflege als Gut knapp ist. Dies belegen öffentlich
breit geführte Diskussionen rund um den sogenannten «Pflegenotstand»[3], die
Sicherung des Pflegenachwuchses oder die Qualität der Pflege unter enger
werdenden ökonomischen Rahmenbedingungen, resp. einseitig auf das Spa-
ren ausgerichteten ökonomischen Vorgaben. Diese können einerseits die Gestalt einer *Rationalisierung* annehmen. Hier besteht die Erwartung, dass das
pflegerische Leistungsspektrum gleichbleibt, aber die dafür verwendeten
Mittel effizienter eingesetzt werden. Sie können aber auch Formen einer *Rationierung* darstellen. Diese begrenzt das Spektrum an wirksamen und notwendigen Pflegeleistungen, in der Regel aufgrund von Priorisierungen anderer Güter, wie z. B. Infrastruktur oder Verbrauchsmaterial. Formen impliziter
Rationierung, die Pflegenden im direkten Patientenkontakt die Bürde der
Priorisierung, resp. Triage von Pflegeleistungen faktisch überlassen, werden
von den Betroffenen als ethisch besonders belastend erlebt.[4] Als möglicher

---

[3]   Wie die Studie von Christoph Schweikardt eindrücklich belegt, ist die Rede vom
«Pflegenotstand» keineswegs neu. Sie erscheint erstmals im Rahmen der dramati-
schen Entwicklung der Krankenhausmedizin im 18./19. Jahrhundert, der Fortschritte der Medizin und des Mangels an qualifiziertem Pflegepersonal, das in der
Lage war, den neuen komplexen Anforderungen der Behandlungspflege gerecht
zu werden. Vgl. Christoph Schweikardt, Die Entwicklung der Krankenpflege zur
staatlich anerkannten Tätigkeit im 19. und frühen 20. Jahrhundert, München 2008.

[4]   Beatrice Kalisch / Dana Tschannen / Kyung Lee, Do staffing levels predict missed
nursing care?, in: International Journal for Quality in Health Care 23, 2011, 302–308;

Grund dafür lässt sich anbringen, dass die scharfe Trennung zwischen einer Rationalisierung, die ethisch geboten erscheint, und einer Rationierung, die ethisch begründungspflichtig ist (resp. bedenklich sein kann, wenn sie implizit oder verdeckt erfolgt), *am Patientenbett* nicht ohne weiteres gelingt. Denn die Wahrscheinlichkeit ist gross, dass es Patienten gibt, die aufgrund akuter physiologischer oder behandlungspflegerischer Bedarfe (z. B. Gang auf die Toilette, Schmerzbehandlung, Infusions- oder Verbandswechsel, Mobilisation) kategorisch zu priorisieren sind. Und ebenso gross ist die Wahrscheinlichkeit, dass es gleichzeitig Patienten gibt, bei denen ein Bedarf nach Beratung, Unterstützung und Befähigung besteht, deren Nutzen sich nur mittel- oder langfristig zeigt, und die aus diesem Grunde kategorisch posteriorisiert werden. Die repetitive Dynamik solch akuter Priorisierungen ist es, welche bereits auf der Mikro- und Mesoebene der Gesundheitsversorgung Fragen des fairen Zugangs zu wirksamer Pflege generiert. Diese Fragen verschärfen sich auf der Makroebene in Bezug auf die Adressaten von Pflege, welche sich *ausserhalb* bestehender Pflegebeziehungen befinden.[5] Wie der nächste Abschnitt aufzeigt, können solche Fragen nicht von Pflegenden allein als letztem Glied am «scharfen Ende» des professionellen Versorgungssystems beantwortet werden, sondern bedürfen einer systemischen Antwort, die über das Distributionsparadigma knapper Pflege am Patientenbett hinausgeht. Sie erfordert eine integrale Vision sozialer Gerechtigkeit, welche sowohl potenzielle als auch aktuelle Adressaten von Pflege miteinschliesst.

III. Pflegende am «scharfen Ende»

Unter «care left undone» oder «missed nursing care» besteht unterdessen eine differenzierte, empirisch gut belegte Taxonomie über die Art und die Häufigkeit pflegerischer Aufgaben, die im Alltag posteriorisiert werden.[6] Darunter fallen vor allem pflegerische Aufgaben, die im beraterischen, präventiv-prophylaktischen und psychosozialen Bereich angesiedelt sind. In Bezug auf die Auswirkungen solcher Phänomene (meist impliziter) Rationierung auf die

---

Jane Ball u. a., ‹Care left undone› during nursing shifts: associations with workload and perceived quality of care, in: BMJ Quality and Safety 23, 2014, 116–125.

[5]   Settimio Monteverde, Pflegeethik und die Sorge um den Zugang zu Pflege, in: Pflege 26, 2013, 271–280.

[6]   S. Kalisch / Tschannen / Lee (Anm. 4), 302–308; Ball u a. (Anm. 4), 116–125; Ausserhofer (Anm. 7), 126–135.

Arbeitsqualität von Pflegefachpersonen und ihren Verbleib im Beruf kommt
die Autorengruppe der sogenannten RN4CAST-Studie zu folgendem Schluss:

> «Leaving nursing care tasks undone potentially creates situations of moral and role
> conflict, which may increase job-related burnout and reduce nurse retention. Man-
> agement efforts to improve nurse work environments and reduce nurses' non-
> nursing duties offer some potential to reduce omitted nursing care. Additional re-
> search is needed to determine the impact of nursing care left undone on patient
> outcomes, particularly patient satisfaction and hospital readmission rates. Finally,
> with regard to the increasing shortage of qualified nurses, research is necessary on
> the association between nursing care left undone, nurse burnout and the higher
> risk of nurse turnover.»[7]

Die Tatsache, dass das systematische Auslassen von Pflege als moralisch kon-
fliktbeladen erfahren wird, ist ein Hinweis dafür, dass damit verbundene
Priorisierungen sowohl als Rationalisierungen wie auch als Rationierungen
empfunden werden können. Diese Priorisierungen laufen Gefahr, bei den Betroffenen moralische Intuitionen über die gerechte Verteilung von Pflege zu
verletzen, weil sie keine Freiräume erkennen lassen, in denen valide ethische
Entscheidungen möglich sind. Im Kontext der Patientensicherheit, resp. der
Entwicklung einer Sicherheits- und Fehlerkultur in Organisationen des Ge-
sundheitswesens, benutzt Ronda Hughes die Metapher von den Pflegenden,

---

[7]   «Pflegerische Aufgaben zu unterlassen, führt möglicherweise zu moralischen und
zu Rollenkonflikten, die berufsbezogene Burnouts begünstigen und den Verbleib
von Pflegenden im Beruf reduzieren können. Bemühungen auf der Ebene des Ma-
nagements, das Arbeitsumfeld von Pflegenden zu verbessern und nicht-pflegeri-
sche Aufgaben zu reduzieren, haben ein gewisses Potenzial, eine Reduktion von
unterlassener Pflege zu bewirken. Weitere Forschung ist notwendig, um Auswirkungen von unterlassener Pflege zu erfassen, v. a. auf die Patientenzufriedenheit
und Spitalwiederaufnahmeraten. In Bezug auf den steigenden Fachkräftemangel
braucht es Forschung hinsichtlich der Zusammenhänge zwischen unterlassener
Pflege, Burnout und erhöhtem Risiko für die Fluktuation von Pflegenden.»
(Übersetzung SM).
Dietmar Ausserhofer u. a., Prevalence, patterns and predictors of nursing care left
undone in European hospitals: results from the multicountry cross-sectional
RN4CAST study, in: BMJ Quality and Safety 23, 2014, 126–135 (133). Siehe auch
Linda H. Aiken u. a., Nurse staffing and education and hospital mortality in nine
European countries: a retrospective observational study, in: Lancet 383, 2014, 1824–
1830.

die am «scharfen Ende» der Patientenversorgung stehen und sich somit – anders als weitere institutionelle Akteure – nie den direkten Auswirkungen ihres Handelns an pflegebedürftigen Menschen entziehen können.[8] Wie Hughes am Beispiel von Medikationsfehlern zeigt, ist das entgegengesetzte «stumpfe Ende» in der Organisation zu sehen, welche in ihren Vorgaben und Strategien die Rahmenbedingungen setzt, unter denen professionelles Pflegehandeln stattfindet. Obwohl das «stumpfe» Ende gegenüber dem «scharfen» Ende weniger fassbar erscheint, ist aus organisationsethischer Sicht auch die Institution eine moralische Akteurin, die im Kontext der Fehlerentstehung und -prävention eine moralische Mitverantwortung trägt. Als «kritische Institutionenethik»[9] beleuchtet Pflegeethik deshalb nicht nur das Handeln *Pflegender* in moralischer Hinsicht, sondern auch dasjenige von Organisationen, die einen pflegerischen Versorgungsauftrag haben. Hier finden oftmals Entscheidungen statt, in denen das knappe Gut Pflege verteilt wird. Doch spätestens hier wird deutlich, dass an den Distributionsfragen am «scharfen» Ende alleine das Phänomen der Knappheit von Pflege und die Ermöglichungsbedingungen für eine gerechte Verteilung von Pflege nicht erschöpfend dargelegt werden können. Der Grund liegt darin, dass Pflege sowohl in einem *absoluten* als auch in einem *relativen* Sinne knapp werden kann.

Folgt man demografischen sowie epidemiologischen Entwicklungen und Szenarien, nimmt der Bedarf an professioneller, durch formell qualifizierte Pflegefachpersonen erbrachter Pflege zu. Dies erfolgt aufgrund eines Missverhältnisses zwischen Angebot und Nachfrage und einer «Nettozunahme» der Pflegebedürftigkeit. Individualisierte Formen des Zusammenlebens sowie Fortschritte der Medizin in der Kuration, Palliation und Rehabilitation begünstigen diese Entwicklung. Der Pflegedarf nimmt linear zu, es stehen jedoch nicht genügend Fachkräfte zur Verfügung, um die gesteigerte Nachfrage zu decken. Eine Strategie zur Behebung dieses absoluten Mangels kann unter anderem die gezielte Rekrutierung von Pflegefachpersonen aus dem Ausland sein. In Entwicklungs- und Schwellenländern kann diese zu einer pflegerischen Unterversorgung führen, die zum global beobachteten Phänomen des sogenannten «brain drain» beiträgt, welches Fragen ausgleichender

---

[8]   Ronda Hughes, Nurses at the «Sharp End» of Patient Care, in: Ronda Hughes (Hg.), Patient Safety and Quality: An Evidence-Based Handbook for Nurses, Rockville, Agency for Healthcare Research and Quality, 1–36, online abrufbar unter: www.ncbi.nlm.nih.gov/books/NBK2672 (17.10.2018).

[9]   Marion Grossklaus-Seidel, Pflegeethik als kritische Institutionenethik, in: Settimio Monteverde (Hg.), Handbuch Pflegeethik, Stuttgart 2012, 85–97.

Gerechtigkeit aufwirft.[10] Pflege wird aber auch in einem *relativen* Sinne knapp, d. h. in Bezug auf das Wissen, das über ihre Wirksamkeit besteht, und die begrenzten Möglichkeiten, dieses in die klinische Praxis zu übertragen. Hier ist es nicht die Nachfrage-, sondern die Angebotsseite, resp. Erkenntnisse über die Wirksamkeit von Pflege, die nur zögerlich umgesetzt werden und somit ungenutzt bleiben, so z. B. im Bereich Prävention und Gesundheitsförderung, Beratung, Gesundheitskompetenz bildungsferner, sozial oder ökonomisch vulnerabler Populationen.[11] Ein gutes Beispiel dafür ist die sogenannte aufsuchende Pflege im ambulanten Setting, in deren Rahmen Menschen mit einer psychischen Erkrankung, pflegende Angehörige oder pflegebedürftige Familienmitglieder gezielte, aufsuchende Unterstützung erfahren und die Ressourcen des Systems nutzen können, bevor Phänomene der Dekompensation auftreten.[12] Die kumulative Wirkung von *absolutem* und *relativem* Pflegenotstand belegte unter anderem die RN4CAST-Studie, eine europäische Beobachtungsstudie mit einem Kollektiv von 422 730 chirurgischen Patienten: Sie beschreibt einen direkten Zusammenhang zwischen der Arbeitsbelastung von Pflegefachpersonen, ihrer formalen akademischen Qualifikation und der Gesamtmortalität der Patienten (vermeidbare Sterbefälle).[13]

Was also zeichnet angesichts dieses zweifachen Pflegenotstands das Ergebnis einer gerechten Verteilung von Pflege aus? Das Mass an verteilten Chancen oder Ressourcen, wie es liberale Gerechtigkeitstheorien fordern, erweist sich angesichts der Auswirkung biologischer und politischer Bedeutung der unterschiedlichen Determinanten auf die Pflegebedürftigkeit als insuffizient. Es zeigt sich vielmehr an der Befähigung von pflegebedürftigen Individuen, das Selbstsorgedefizit zu beheben, diese Befähigung unter All-

---

[10]   Miriam Hirschfeld, Pflegeethik in einer globalisierten Welt, in: Settimio Monteverde (Hg.), Handbuch Pflegeethik, Stuttgart 2012, 216–230.

[11]   Kate Curtis / Margaret Fry / Jilie Considine, Translating research findings to clinical nursing practice, in: Journal of Clinical Nursing 26, 862–872. Vgl. dazu Susan Swider / Pamela Levin / Virginia Reising, Evidence of Public Health Nursing Effectiveness: A Realist Review, in: Public Health Nursing 34, 234–334.

[12]   Urs Lüthi, Die Zukunft gehört der ambulanten Psychiatriepflege, in: Krankenpflege / Soins Infirmiers 4, 2008, 10–13.

[13]   Aiken u. a. (Anm. 7), 1824–1830.

tagsbedingungen wirksam umzusetzen, aber auch bei bleibender Pflegebedürftigkeit als vollwertiges Mitglied einer moralischen Gemeinschaft anerkannt und gefördert zu werden.[14]

IV. Soziale Gerechtigkeit und Determinanten von Pflegebedürftigkeit

Pflege ist ein soziales Gut. Über dessen Verteilung besteht nicht nur eine
sozialversicherungsrechtliche, sondern auch eine genuin ethische Rechen-
schaftspflicht. Und weil Pflege auch ein knappes Gut ist, muss eine solche
Verteilung elementaren Erfordernissen der Gerechtigkeit genügen. Dazu gehört neben der bedarfsgerechten Behandlung auch die valide und zuverläs-
sige Ermittlung des Pflegebedarfs und des daraus resultierenden Anspruchs
auf pflegerische Unterstützung. So beschreibt etwa das zweite Pflegestär-
kungsgesetz der Bundesrepublik Deutschland aus dem Jahr 2017 Pflegebedürftige als Menschen, die «gesundheitliche Beeinträchtigungen der Selbständigkeit oder der Fähigkeiten aufweisen und deshalb der Hilfe durch
andere bedürfen»[15]. In einem solchen weiten Verständnis von Pflegebedürftigkeit sind körperliche, geistige und psychische Beeinträchtigungen
gleichgestellt. Diese werden in den pflegefachlichen Kriterien Mobilität,
kognitive und kommunikative Fähigkeiten, Verhaltensweisen und psychische Problemlagen, Selbstversorgung, Umgang mit krankheits- und therapie-
bedingten Anforderungen sowie Gestaltung des Alltagslebens und der sozialen Kontakte eingeteilt. Pflegerische Unterstützung verfolgt dabei das Ziel,
Menschen so zu unterstützen, dass sie einen möglichst hohen Grad an
Selbständigkeit im Alltag erreichen sollen.[16] Mit der Ausweitung des Nut-
zenspektrums professioneller Pflege, wie sie anhand des absoluten und
relativen Pflegenotstands beschrieben wurde, und der damit verbundenen
potenziell grösseren Nachfrage nach professioneller Pflege geht auch eine
Ausweitung des Begriffs der Pflegebedürftigkeit einher. Er umfasst weit

---

[14]   Jennifer Prah Ruger, Ethics of the social determinants of health, in: Lancet 364,
1092–1097.

[15]   Deutscher Bundestag, Zweites Gesetz zur Stärkung der pflegerischen Versorgung
und zur Änderung weiterer Vorschriften (Zweites Pflegestärkungsgesetz-PSG II),
online abrufbar unter: www.bgbl.de/xaver/bgbl/start.xav?startbk=Bundesanzeiger
_BGBl&jumpTo=bgbl115s2424.pdf (17.10.2018).

[16]   Bundesministerium für Gesundheit, Pflegebedürftigkeit, online abrufbar unter:
www.bundesgesundheitsministerium.de/pflegegrad.html#c4790 (17.10.2018).

mehr, als Allokationsentscheidungen am «scharfen Ende» der physischen Pflegenden-Patient-Interaktion erwarten lassen. Denn im Vordergrund stehen nicht nur Fragen des gerechten Zugangs zu Pflege, sondern auch der Gleichheit der Adressaten von Pflege im Umgang mit vorhandener Pflegebedürftigkeit. Für die Metrik einer gerechten Verteilung von Pflege sind personalisierte Surrogate wie Selbstverschuldung oder Eigenverantwortung nicht hilfreich, wie dies regelmässig im Fall von Suchterkrankungen, Risikoverhalten oder Selbstvernachlässigung gefordert wird. Soll eine solche Metrik valide sein, muss sie die systemischen Ermöglichungsbedingungen von Gesundheit abbilden. Das heisst in die Erwägung, welche Verteilung von Pflege gerecht ist, müssen auch biologische, soziale, ökonomische, politische und technologische Determinanten von Gesundheit und Krankheit – und damit auch von Pflegebedürftigkeit – miteinbezogen werden.[17] Kurz gesagt: Die Pflegeethik bedarf einer Vision von Gerechtigkeit, die diese sowohl vom «scharfen» wie auch vom «stumpfen» Ende her denkt. Am «scharfen» Ende befähigt sie zu Allokationen am Patientenbett aufgrund plausibler Priorisierungen von Patientenbedürfnissen, am «stumpfen» Ende hingegen hat sie vulnerable Populationen mit anerkannter Pflegebedürftigkeit im Visier, die ohne ein entsprechendes Angebot an wirksamer Pflege eine ungerechtfertigte Ungleichbehandlung erfahren. Damit aber ist besagt, dass eine adäquate Konzeption von Gerechtigkeit im Kontext der Pflegeethik im Wesentlichen die Gestalt einer sozialen Gerechtigkeit annimmt. Janice Thompson zeigt in ihrem Beitrag auf, dass der Nexus zwischen Pflege, sozialer Gerechtigkeit und den verschiedenen Determinanten der Gesundheit in der Pflegeliteratur gut abgebildet ist:[18]

---

[17]   Vgl. Angelika Krebs, Einleitung. Die neue Egalitarismuskritik im Überblick, in: dies. (Hg.), Gleichheit oder Gerechtigkeit. Texte zur neuen Egalitarismuskritik, Frankfurt a. M. 2000, 7–37. Michael Marmot misst dem Kriterium der *Vermeidbarkeit* von Ungleichheiten in der Verteilung von Gesundheit eine besondere ethische Bedeutung zu. Vermeidbare Ungleichheiten sind ungerecht, während unvermeidbare schicksalhaft sein können, aber deswegen nicht ungerecht sein müssen: «Not all health inequalities are unjust or inequitable. If good health were simply unattainable, this would be unfortunate but not unjust. Where inequalities in health are avoidable, yet are not avoided, they are inequitable.» Michael Marmot, Achieving health equity: from root causes to fair outcomes, in: Lancet 370, 2007, 1153–1163 (1154).

[18]   Janice Thompson, Discourses of Social Justice-Examining the Ethics of Democratic Professionalism in Nursing, in: Advances in Nursing Science 37, 2014, E17–E34.

«Recently, the meanings and effects of social justice have become clear in nursing literature. Nursing scholars have defined social justice along similar lines of analysis as follows: (a) interventions focused on social, political, economic, and environmental factors that systematically disadvantage individuals and groups; and (b) intervening in the effects of power, race, gender, and class where these and other structural relations intersect to create avoidable disparities and inequities in health for individuals, groups, or communities. These definitions clearly say that nursing practice includes interventions focused on the social determinants of health to correct inequities in health. These defined interventions in nursing practice are consistent with achieving social justice in health.»[19]

V. Moralische Proximität und universale Pflegebedürftigkeit

So plausibel die Charakterisierung von Gerechtigkeit in der Pflege als Ausdruck *sozialer Gerechtigkeit* klingen mag, hat sie auch erhebliche Reibungsflächen, die mit der Natur der pflegerischen Interaktion selbst zusammenhängen. Im Gegensatz zur objektivierbaren Pflegebedürftigkeit hat *Pflege* einen fundamental relationalen Charakter, der auf Proximität, d. h. auf der räumlichen und zeitlichen Unmittelbarkeit pflegerischer Interaktion, beruht. Der Begriff Proximität stammt einerseits aus der topografischen Anatomie und bezeichnet ein relatives Mass für die Entfernung von der Körpermitte (proximal = nahe zur Körpermitte, distal = von der Körpermitte entfernt). Er wird auch im moralphilosophischen Kontext gebraucht. Dort steht er im

---

[19] «Kürzlich sind in der Pflegeliteratur Bedeutungen und Auswirkungen sozialer Gerechtigkeit geklärt worden. Pflegewissenschaftler haben soziale Gerechtigkeit auf vergleichbare Art definiert: (a) Interventionen, welche soziale, politische, ökonomische und umweltbezogene Faktoren fokussieren, die systematisch Individuen und Gruppen benachteiligen, sowie (b) Interventionen, welche die Auswirkungen von Macht, Rasse, Gender und Schicht betreffen. Diese interagieren mit anderen strukturellen Beziehungen und führen für Individuen, Gruppen oder Gemeinschaften zu gesundheitlichen Ungleichheiten und Ungerechtigkeiten, die vermeidbar sind. Solche Definitionen heben hervor, dass die Pflegepraxis Interventionen miteinschliesst, welche auf die sozialen Determinanten der Gesundheit abzielen und Ungerechtigkeiten beheben möchten. Diese spezifisch pflegerischen Interventionen decken sich mit dem Ziel, soziale Gerechtigkeit in der Gesundheitsversorgung herbeizuführen.» (Übersetzung SM).
Anm. 21, S. E18.

metaphorischen Sinne für die Frage, was Sozialität und soziale Verantwortung begründet. Im Speziellen geht moralische Proximität der Frage nach,
inwiefern bestehende *face-to-face*-Beziehungen aufgrund konkreter Verantwortlichkeiten (z. B. Eltern-Kind) oder Affekte (z. B. Liebespaare) eine moralische Bevorzugung des jeweils proximalen Gegenübers begründen gegenüber solchen Verantwortlichkeiten, die *faceless*, d. h. «gesichtslos» sind, wie
z. B. der Welthunger, die Weltarmut oder die Lohngerechtigkeit.[20] In pflege-
ethischen Diskursen imponiert die Frage der Gerechtigkeit primär in Kontexten der gerechten Verteilung von jeweils verfügbaren Pflegeressourcen –
wie z. B. materielle Güter, Wissen, Können und Erfahrung – unter den jeweils
konkreten Rahmenbedingungen des Pflegealltags beim jeweils konkreten
Gegenüber. Von verschiedenen Seiten wird hinterfragt, ob ein solches Distributionsparadigma der Gerechtigkeit ausreiche, um die ethische Dimension
der gerechten Verteilung wirksamer Pflege adäquat zu entfalten. Insbesondere wird die dem Distributionsparadigma zugrunde gelegte moralische
Grundannahme hinterfragt, dass aus der *physischen* Proximität pflegerischer
Interaktion auch eine *moralische* Proximität folgere. Letztere fordert eine
Priorisierung der Bedürfnisse des jeweils konkreten Gegenübers gegenüber
anderen, nur abstrakt oder virtuell vorhandenen Adressaten (Individuen
sowie Populationen) von Pflege.[21]
   Anliegen der sozialen Gerechtigkeit im Zugang zu wirksamer Pflege erscheinen dadurch – so ein provisorisches Fazit – nur ungenügend berücksichtigt. Um dies zu ändern, bedarf es einer normativen Grundlage, die moralische Proximität sowohl im Zusammenhang mit physischer Proximität als
auch unabhängig von ihr betrachtet. Dies gelingt mit einem Begriff von Pflegebedürftigkeit, der *sämtliche* Adressaten von Pflege, also Individuen und
Populationen, in den unterschiedlichsten Lebenslagen und Kontexten erfasst.
Die Präambel des Ethikkodcxes des International Council of Nurses hält im
ersten Abschnitt fest:

———

20 Zygmunt Bauman, Effacing the Face. On the Social Management of Moral Proxim-
    ity, in: ders., Theory, Culture & Society, Bd. 7, London 1990, 5–38; Arnold Burms,
    Proximity and Particularism, in: Ethical Perspectives 3, 1996, 157–160; Per Nortvedt /
    Marita Nordhaug, The principle and problem of proximity in ethics, in: Journal of
    Medical Ethics 34, 2008, 156–161.
21 Vgl. Ruth Malone, Distal Nursing, in: Social Science & Medicine 56, 2003, 2317–
    2326.

«Nurses have four fundamental responsibilities: to promote health, to prevent ill-ness, to restore health and to alleviate suffering. The need for nursing is univer-sal.»[22]

Über den vier fundamentalen Verantwortungsbereichen professioneller Pfle-ge, die der Gesundheitsförderung, der Krankheitsprävention, der Restitution der Gesundheit und der Linderung des Leidens dienen, steht die universale Pflegebedürftigkeit, welche *moralische Proximität* grundsätzlich unabhängig von physischer Proximität betrachtet. Universale Pflegebedürftigkeit ver-ankert die soziale Gerechtigkeit als Kern von Gerechtigkeitserwägungen in der Pflege. Sie löst das Spannungsfeld auf zwischen einer Binnengerechtigkeit im Rahmen physischer Proximität von Pflegebeziehungen und dem Haupt-anliegen sozialer Gerechtigkeit, den Zugang zu wirksamer Pflege für alle Menschen sicherzustellen, die diese benötigen.

VI. Pflegeethische Implikationen

Gerechtigkeit als Gegenstandsbereich der Pflegeethik entfaltet sich in vollem Sinne erst als *soziale Gerechtigkeit*. Dazu bedarf es aber eines Verständnisses von moralischer Proximität, das einerseits auf der physischen Proximität auf-baut, andererseits aber auch von ihr unabhängig ist, weil sie auf der univer-salen Pflegebedürftigkeit gründet. Eine pflegerische Entfaltung von Gerech-tigkeit räumt in ihren Überlegungen zu einer gerechten Verteilung von Pflege dem konkreten Gegenüber eine Priorität ein, die einen *prima facie* Status hat. Per Nortvedt drückt den prima facie Status mit folgenden Worten aus:

«There is intuitively a strong duty to attend to the particular needs of our patient: the patient in front of you. There has always been in medical ethics an important principle stating that the patient in front of one has a priority. They have no abso-lute priority, but they have a priority. There are strong intuitions in patient-care

---

[22] «Pflegende haben vier fundamentale Verantwortlichkeiten: Gesundheit zu fördern, Krankheit zu verhüten, Gesundheit wiederherzustellen und Leiden zu lindern. Der Bedarf an Pflege ist universal.» (Übersetzung SM).
International Council of Nurses, Code of Ethics for Nurses, Geneva 2012, online abrufbar unter: www.icn.ch/images/stories/documents/about/icncode_english.pdf (17.10.2018).

against harming innocent persons within the context of face-to-face relationships.»[23]

Einerseits geht es im Pflegealltag also immer darum, elementaren Intuitionen in der gerechten Verteilung von Pflege nachzukommen, so z. B. durch die Priorisierung von physischen Bedürfnissen, die Behandlung von Schmerzen, das Stillen von Hunger und Durst sowie der Gewährleistung einer sicheren und wirksamen Pflege. In solchen Situationen «überlagern» sich physische und moralische Proximität gewissermassen. Doch die Forderung nach Gleichheit in der Berücksichtigung der Umstände, welche Pflegebedürftigkeit generieren, weitet den Radius moralischer Proximität auch auf diejenigen aus, die von den Auswirkungen politischer, ökonomischer, sozialer und technologischer Determinanten auf die Gesundheit betroffen sind, aber ausserhalb physischer Pflegebeziehungen stehen. Die einseitige Fokussierung physischer Proximität als Grundlage moralischer Proximität in der Pflege läuft Gefahr, Mechanismen einer epistemischen Exklusion Vorschub zu leisten. Um dies zu verhindern, muss das Feld gerechtigkeitsethischer Erwägungen erweitert werden.

Mit einem solchen Perspektivenzuwachs verbunden sind zwei Hoffnungen: Erstens, dass die scheinbare Entfremdung zwischen Allokationsfragen am Krankenbett und gesellschaftlichen Fragen im Zugang zu Pflege überwunden werden kann. Und zweitens, dass der Beitrag der Pflegeethik zur Klärung der Rahmenbedingungen sozialer Gerechtigkeit besser sichtbar wird in einer globalisierten Welt, in der die Erkenntnis zunimmt, dass die Verteilung von Gesundheit und Krankheit entlang spezifischer Gradienten erfolgt. Diese sind nicht naturgegeben oder schicksalhaft, sondern werden erzeugt und intersektional verstärkt. Dadurch werden sie aber auch beeinflussbar – gerade auch im Handeln Pflegender.

---

[23] «Intuitiv besteht eine starke Verpflichtung, den spezifischen Bedürfnissen unseres Patienten nachzukommen: des Patienten ‹vor dir›. In der Medizinethik hat es schon immer ein starkes Prinzip gegeben, dass der Patient ‹vor dir› Priorität hat. Sie haben keine absolute Priorität, aber sie haben eine Priorität. Es gibt starke Intuitionen in der Sorge um Patienten, unschuldigen Menschen in persönlichen Beziehungen nicht zu schaden.» (Übersetzung SM)
Per Nortvedt, Needs, closeness and responsibilities. An inquiry into some rival moral considerations in nursing care, in: Nursing Philosophy 2, 112–121 (117).

Rouven Porz / Mathias Wirth

«Wir lassen das Mädchen hier bei uns im Haus nicht sterben»
Das Prinzip der Gerechtigkeit in der klinisch-ethischen Fallbesprechung

Wenn Gerechtigkeit ein wichtiger Wert in unserem Gesundheitswesen ist, welche Verhaltensnormen kann man dann aus diesem Wert für Gesundheitsfachpersonen in klinisch-ethischen Fallbesprechungen ableiten? Dieser Grundsatzfrage geht dieser Beitrag nach, wobei die Antwort im Gespräch mit der Klinischen Ethik und nicht vorrangig im Gespräch mit Gerechtigkeitstheorien entwickelt wird. Die Klinische Ethik ist eine relativ neue Disziplin.[1] Grundanliegen der Disziplin ist es, Gesundheitsfachpersonen – insbesondere Ärztinnen, Ärzte und Pflegenden – in der Reflexion, Analyse und Lösungssuche im Umgang mit moralischen Herausforderungen bzw. berufsethischen Problem- und Dilemma-Situationen eine angewandte ethische Unterstützung zu bieten.[2] Eine wichtige Form dieser ethischen Orientierung ist die Durchführung von ethischen Fallbesprechungen im klinischen Alltag.[3] Diese Fallbesprechungen – in manchen Kontexten ist auch von «Entscheidungsfindungsmodellen» bzw. «Konversationsmethoden» die Rede – analysieren in definierter Schrittfolge nicht nur die medizinischen und pflegerischen Fakten, die Prognose und den juristischen Rahmen der als ethisch-brisant wahrgenommen klinischen Situation, sie fokussieren primär auf die konfliktösen

---

[1] Zum Anstieg der klinischen Ethik, exemplarisch in der Schweiz, siehe Sibylle Ackermann / Lukas Balsiger / Michelle Salathé, Ethikstrukturen an Akutspitälern, Psychiatrischen Kliniken und Rehabilitationskliniken der Schweiz, in: Bioethica Forum 9, 2016, 52–59.

[2] Vgl. SAMW, Ethische Unterstützung in der Medizin: Methoden. Anhang zu den Empfehlungen, online abrufbar unter: www.samw.ch/de/Publikationen/ Richtlinien.html (05.12.2018).

[3] SAMW (Anm. 2).

ethischen Werte, die zur Verbesserung bzw. Lösung der Situation sondiert werden müssen. Wenn von ethischen Werten im Gesundheitswesen die Rede ist, dann werden sie in den medizinethischen Diskussionen, auch der Komplexitätsreduzierung wegen, auf vier bioethische Prinzipien bezogen, die auch der gesamten vorliegenden Buchreihe als Orientierung dienen: Respekt (vor der Selbstbestimmung bzw. Autonomie der Patientin / des Patienten), Fürsorge, Nicht-Schaden und Gerechtigkeit.[4] Gerade der letzte Wert bzw. das vierte Prinzip ist aber für Gesundheitsfachpersonen oft nebulös. Regelmässig herrscht in Fallbesprechungen das Unbehagen, etwas sei hier zwar «ungerecht», aber die Präzisierung, was damit genau gemeint sein könnte, scheint oft «schwer zu fassen». Beide Zitate dienen nur als paradigmatische Beispiele, die sich auf die Erfahrung in der Moderation von ethischen Fallbesprechungen beziehen. Grund genug, diesem Unbehagen bzw. dieser Unpräzision in diesem Beitrag einmal nachzugehen und nachzuforschen, inwiefern die Anwendung des Wertes der Gerechtigkeit in der Klinik im einzelnen Patientenfall auf Ambivalenzen stossen kann. Es soll aufgezeigt werden, dass es Gesundheitsfachpersonen schwerfallen kann, aus dem Wert der Gerechtigkeit konkrete Normen für ihre alltägliche klinische Arbeit abzuleiten. Es soll diskutiert werden, inwiefern es für klinische Ethikerinnen und Ethiker eine Herausforderung darstellt, dem abstrakt klingenden Wert der Gerechtigkeit eine praxisrelevante Übersetzung für den klinischen Alltag zu geben, dies auch weil Autonomie oft zu schwer gewichtet wird.

I.   Argumentation und Methodik

Unser grundsätzliches methodisches Vorgehen kann als eine Art doppelte Hermeneutik beschrieben werden:[5] Wir entwerfen vorliegend eine Interpretation. Dazu wird (in anonymisierter Form) zunächst ein Fall einer Patientin skizziert, der zu einer Reihe ethischer Fallbesprechungen geführt hat. Diese Illustration fungiert als Ausweis der klinischen Relevanz der vorliegenden

---

[4]   Tom L. Beauchamp / James F. Childress, Principles of Biomedical Ethics, New York u. a. ⁷2012.

[5]   Peter Nowak, Eine Systematik der Arzt-Patient-Interaktion. Systemtheoretische Grundlagen, qualitative Synthesemethodik und diskursanalytische Ergebnisse zum sprachlichen Handeln von Ärztinnen und Ärzten, Frankfurt 2010, 119.

Interpretationsfigur (II.). Anschliessend wird kurz das Prinzip der Gerechtigkeit, wie es von Tom L. Beauchamp und James F. Childress beschrieben
wurde, rekapituliert (III.). Dann wird das Prinzip der Gerechtigkeit in verschiedenen gängigen Fallbesprechungsmodellen verortet (IV.), um dann die
bislang gefundenen Präzisierungen wieder auf das Fallbeispiel anzuwenden
(V.). Abschliessend wird eine mögliche Interpretation versucht, die begründen und aufklären hilft, warum es hochspezialisierten Gesundheitsfachteams
oft schwer zu fallen scheint, Dimensionen der Gerechtigkeit auf den Einzelfall
anzuwenden (VI.).

II.   Emma, 15-jährig: «je veux vivre»

Die 15-jährige Emma ist seit rund fünf Jahren wegen schwerer Magersucht
(Anorexie) in medizinischer Behandlung. Ursprünglich im Norden Frank-
reichs in Behandlung, ist sie mit ihrer Familie vor drei Jahren in den französi-
schen Teil der Schweiz umgezogen. In den letzten zwei Jahren hat sie aufgrund der Schwere ihrer Erkrankung keine öffentliche Schule mehr besucht.
Sie war in der Schweiz bislang schon in mehreren spezialisierten Kliniken in
Behandlung, bis vor kurzem auch in einem psychiatrischen Pflegeheim für
Jugendliche. Für eine Zwangsernährung hat man sich in einzelnen der spezialisierten und fachlich eingebundenen Einheiten bereits entschieden. Nach
einem von der Anorexie unabhängigen Unfall ist sie nun, über eine Notfall-
einweisung, akut in einem mittelgrossen Kantonsspital hospitalisiert. Bei Spi-
taleintritt wog sie nur noch rund 25 Kilo. Emma sagt kontinuierlich, sie wolle
leben («je veux vivre»), aber sie will definitiv auch nicht essen. Es herrscht
akute Lebensgefahr. Aufgrund der Schwere der Erkrankung sind die kognitiven Fähigkeiten von Emma stark eingeschränkt. Sie kann einfachen Gesprä-
chen oft nicht folgen und gibt meist keine adäquate Antwort. Der Vater will
das Leben seiner Tochter um jeden Preis erhalten. Die Mutter ist unsicher, sie
hatte in einer anderen spezialisierten Spitaleinheit vor einem Jahr schon einmal einer palliativen Therapie zugestimmt. Damals hatte sich Emmas Zustand kurzzeitig wieder verbessert.

Im Lauf von zwölf Tagen werden drei ethische Fallbesprechungen mit
dem gesamten involvierten Team durchgeführt. Ein Psychiater gehört stets
zu diesem Team. Die Moderation der Besprechungen wird jeweils von einer
Ethikerin geführt, hier wird sie Dr. Lisa genannt. Auch ein Jurist war anfäng-
lich anwesend. Aus rechtlicher Sicht ist die Urteilsfähigkeit der jungen Frau
fragwürdig, aus psychiatrischer Sicht ist der aktuelle Lebenswille schwer zu

eruieren, von einem zukünftigen Lebenswillen wird ausgegangen. Das Team hatte sich in der ersten Besprechung für den erneuten Versuch einer Zwangs- ernährung ausgesprochen, besonders aufgrund von Fürsorgepflichten gegen- über der Patientin, denn von einer aktuellen Patientenautonomie konnte kaum ausgegangen werden. Der vermeintliche Patientenwille sollte dabei bestmöglich respektiert werden.

Im weiteren Verlauf verbessert sich der Zustand von Emma. Die dritte Fallbesprechung dient einer weiteren Evaluation ihres aktuellen Zustands. Die anwesenden Pflegekräfte betonen ihre Überforderung im Kontext weite- rer erschwerender Bedingungen: Eins-zu-Eins-Betreuung der Patientin, 24- Stunden Monitoring, Besetzung eines Doppelzimmers für eine Person über zwei Wochen. Zur Durchführung der Zwangsernährung benötige es jeweils rund fünf bis sechs Fachpersonen. Dann stellt ein junger Assistenzarzt die Frage: «Ist das denn alles überhaupt noch gerecht?» Die Ethikmoderatorin Frau Dr. Lisa versucht, auf die Frage gewinnbringend einzugehen, und fragt nach, wie er das genau meine. Der Assistenzarzt erläutert: «Jetzt geben wir so viel Geld für diese eine Patientin aus, und wir wissen gar nicht, ob sie es über- lebt.» Eine Pflegefachfrau mischt sich ein: «Es geht mir nicht ums Geld, aber ich vernachlässige die anderen Patienten. Die müssen immer warten.» «Das bringt uns nicht weiter», unterbricht der behandelte Arzt die Diskussion: «Wir lassen das Mädchen hier bei uns im Haus nicht sterben.»

Die Ethikerin Dr. Lisa berichtet im Nachhinein und als Teilnehmerin an einer Ethik-Konferenz, dass ihr genau in dem gerade skizzierten Schlussmo- ment die Fallbesprechung «entglitten» sei. Das Thema der Gerechtigkeit sei von allen als wichtig wahrgenommen worden, aber sie hätte sich nicht mehr getraut, den leitenden Arzt zu unterbrechen. Dieser hat, gemeinsam mit dem Vater, für eine Weiterführung der Zwangsbehandlung entschieden.

III. Gerechtigkeit als medizinethisches Prinzip

Die US-Amerikaner Tom L. Beauchamp (*1939) und James F. Childress (*1940) haben die vier Prinzipien «Respekt vor der Autonomie» der Patienten (respect for autonomy), «Prinzip des Nicht-Schadens» (non-maleficence), «Prinzip des Wohltuns» (beneficence) und «Prinzip der Gerechtigkeit» (jus- tice) als die tragenden Prinzipien in der Medizinethik benannt und so ein Ar- gumentationsmodell in der medizinischen Prinzipienethik begründet. Diese Prinzipien werden gemeinhin auch als «Prinzipien der mittleren Reichweite» klassifiziert, da sie nicht den Abstraktionsgrad von Moraltheorien aufweisen und auf bestimmte Bereiche beschränkt sind. Das Buch «Principles of Biomedical Ethics» ist 2012 bereits in der siebten Auflage bei «Oxford University Press» erschienen und ist ein Klassiker der Medizinethik geworden.[6] Viele aktuelle Veröffentlichungen zur Medizinethik berufen sich an irgendeiner Stelle auf das Werk, obwohl es inzwischen auch kritisch hinterfragt, vielfach überarbeitet und weitergeführt wurde; z. B. durch Ansätze der Narrativen Ethik, der feministischen Ethik oder der Care Ethics.

Für Tom L. Beauchamp und James F. Childress stellen die vier Prinzipien eine Art Matrix dar, um die verschiedenen Ebenen eines medizinethischen Problems aufzuzeigen. Es handelt sich insofern um ein pragmatisches Instrument, mit dessen Hilfe sich aber keine direkten Handlungsanweisungen ableiten lassen; dazu bedarf es der Interpretation und Gewichtung des einzelnen Falls.

Aus dieser Matrix mit vier Elementen wird der Fokus, gemäss der Fallskizze, im Folgenden auf das Prinzip der Gerechtigkeit gelegt. Den Hintergrund dazu bildet weiterhin die Frage, wie es unserer Ethikerin Dr. Lisa besser hätte gelingen können, die medizinethischen Grundlagen zum Prinzip der Gerechtigkeit in ihrer Fallbesprechung orientierend für die Gesundheitsfachpersonen umzuformulieren bzw. auf den tragischen Fall von Emma so anzuwenden, dass dabei neue oder konsensfähige Einsichten hätten entstehen können.

Das Prinzip Gerechtigkeit wird bei Tom L. Beauchamp und James F. Childress immer dann virulent, wenn andere Personen oder Institutionen (neben der eigentlichen Patient, dem Patient und dem Team) in einer Situation mitbedacht werden müssen: andere Patientinnen und Patienten, die involvierten Gesundheitsfachpersonen, die Solidargemeinschaft der Krankenprämienzahlerinnen und -prämienzahler usw. Die Frage dazu lautet: Wie sollen Gesundheitsleistungen fair verteilt werden? Soll eine bestimmte Therapie oder ein Medikament von der Krankenkasse bezahlt werden oder muss die Patientin oder der Patient sie selbst finanzieren? Dürfen Patientinnen oder Patienten, die sehr fordernd und anspruchsvoll sind, von den Pflegenden bevorzugt behandelt werden? Wie werden medizinische Dienstleistungen finanziell gerecht abgegolten? Sind die hohen Kosten für gewisse Medikamente gerechtfertigt? Notorisch ist auch die Frage, nach welchen Kriterien ein knappes Gut verteilt werden soll, wenn mehrere am Empfang dieses Gutes interessiert sind. Mit anderen Worten: Das Prinzip Gerechtigkeit animiert grundsätzlich

---

[6]   Beauchamp / Childress (Anm. 4).

eine faire Verteilung knapper Güter; es plädiert dafür, gleiche Fälle gleich und ungleiche Fälle ungleich zu behandeln und verlangt für allfällige Ungleichbehandlungen Begründungen.

Dabei fällt auf: Über Gerechtigkeit kann unter Bezug auf verschiedene Möglichkeiten und Ebenen gesprochen werden. Konkret kann die Gerechtigkeit auf verschiedenen gesellschaftlichen Ebenen angeschaut werden oder nur im direkten Vergleich zwischen Personen. Manchmal wird der Begriff der Gerechtigkeit in der Alltagssprache auch als eine Charaktereigenschaft verstanden oder als Beschreibung für einen fairen Handel oder für eine Gutmachung bei Unrecht. Aus diesem Grund ist häufig auch im Umfeld von medizinethischen Diskussionen nicht klar, von welchen der vielen Gehalte der Gerechtigkeit ausgegangen wird.

Ivo Wallimann-Helmer und Muriel Keller versuchen, für Gesundheitsfachpersonen eine Präzisierung der von Tom L. Beauchamp und James F. Childress entworfenen Grundgedanken zu Gerechtigkeit zu entwickeln. Sie unterscheiden, aufbauend auf Beauchamp und Childress, zwischen «Gleichbehandlung», «Priorisierung» und «Rationierung bzw. Triage».[7]

(a) Gleichbehandlung
Als wichtigste konkrete Bedingungen nennt Wallimann hier: «Gleichheit»: dieselbe Behandlung für alle Patientinnen und Patienten, wenn keine relevanten Unterschiede vorhanden sind. «Bedürfnis»: dieselbe Behandlung, sofern für Patientinnen und Patienten ihre medizinischen, psychischen (oder anderen) Bedürfnisse identisch sind. «Einsatz» («Adhärenz»/«Compliance»): dieselbe Behandlung, sofern die Patientinnen und Patienten die gleiche Bereitschaft zeigen, sich für ihren Genesungserfolg einzusetzen. «Kaufkraft»: wer eine private Krankenversicherung hat, hat Anspruch auf weitere Behandlungsoptionen definiert.

(b) Priorisierung
Wenn aufgrund von z. B. Ressourcenknappheit (z. B. in der Organverteilung) gleiche Patientinnen und Patienten nicht gleichbehandelt werden können, dann kommen im klinischen Alltag gemeinhin Kriterien zur Priorisierung zum Einsatz. Vier der häufigsten Kriterien sind: «Warteliste»: wer am längsten wartet, kommt bei Verfügbarkeit am ersten dran. «Kosten-Nutzen-Ana-

---

[7] Ivo Wallimann-Helmer / Muriel Keller, Ethik für medizinische Berufe. Reflexionshilfe zur Analyse ethischer Konfliktsituationen, Zürich 2018, 90–97.

lyse»: Die Behandlung soll diejenige Person bekommen, die den grössten medizinischen Nutzen hat. «Dringlichkeit»: Die Behandlung bekommt grundsätzlich, wer es am dringendsten nötig hat. «Alter»: Diejenigen, die aufgrund ihres Alters die grösste Lebenserwartung haben, sollen bevorzugt werden.

(c)   Rationierung bzw. Triage

In der Kategorisierung der Rationierung (bzw. in Situationen der Triage) wird gedanklich nicht von einzelnen Patientinnen und Patienten, sondern von Patientengruppen ausgegangen, ausserdem von Notfallsituationen, die schnelle Handlungsprozesse erfordern. Die nachfolgenden Gerechtigkeitskriterien können somit als Rationierungs- bzw. als Triage-Massnahmen betrachtet werden. «Personenunabhängige Mechanismen»: z. B. besonders teure Medikamente werden nur in ganz bestimmten Situationen erlaubt. «Aussicht auf Erfolg»: Aussicht auf den grössten Erfolg aufgrund von z. B. statistischen Erfolgsaussichten oder bei Notfallsituationen aufgrund von Erfahrungswissen. «Sozialer Nutzen»: Hier könnte eine Behandlung zuerst den Menschen zu Gute kommen, die anschliessend für die Gesamtfunktion der Gesellschaft (z. B. in einer Krise, Ausnahmezustand) wichtig sind, indem man z. B. Gesundheitsfachpersonen zuerst eine Behandlung zukommen lässt.

Natürlich kann hier keine ausführliche Diskussion aller möglichen Gerechtigkeitskriterien geleistet werden, aber allein mit Blick auf die Ausführungen von Ivo Wallimann-Helmer und Muriel Keller entsteht auch so schon ein Eindruck der Pluralität der Kontexte, in denen das Prinzip der Gerechtigkeit im Gesundheitswesen virulent ist. Was heisst dies aber nun für unsere Ethikerin Frau Dr. Lisa? Wie kann sie die oben genannten Kriterien in Fallbesprechungsmodellen anwenden? Es ist zu diskutieren, ob es in dieser Situation überhaupt möglich war, aus den Ideen zur Priorisierung und Rationierung ein Argument für ihre Fallbesprechung zu gewinnen. Das Prinzip der Gleichheit, das im Sinne des Egalitarismus einen zentralen Bereich des Gerechtigkeitsbegriffs darstellt, kann als eine Frage diskutiert werden, die dem Behandlungsteam hätte gestellt werden können, etwa so: «Wie begründen Sie eigentlich, dass Sie so viel mehr Zeit und Energie in Emma investieren, als in Ihre anderen Patientinnen und Patienten?» Selbst wenn es bei der Antwort des leitenden Arztes geblieben wäre («Wir lassen das Mädchen hier bei uns im Haus nicht sterben.»), hätte sie präziser als Form der Gleichbehandlung aller lebensgefährlich erkrankten Patientinnen und Patienten erfasst werden können, die aufgrund des Ausmasses der Gefährdung ihrer vitalen Grundfunktionen mehr Betreuung und Kapazitäten benötigen. Insofern ist auch Emma ungleich im Verhältnis zu nicht lebensbedrohlich erkrankten Patientinnen und Patienten der Station.

Da aber auch damit nur ein relevanter Aspekt genannt ist und nach dem Vorhergesagten ersichtlich ist, wie reduziert eine Würdigung des Prinzips der Gerechtigkeit durch Verweis auf nur einen Referenzpunkt ist, soll im Folgenden ermittelt werden, inwiefern der Wert bzw. das Prinzip der Gerechtigkeit in wichtigen klinisch-ethischen Fallbesprechungsmodellen mitkonzipiert ist.

IV. Die Frage nach der Gerechtigkeit in der Fallbesprechungsmethodik

Um es gleich vorweg zu sagen: Dem Wert der Gerechtigkeit kommt frappierenderweise in den wenigsten Fallbesprechungsmodellen der klinischen Ethik eine gewichtige Funktion zu. Lediglich im METAP-Modell[8] werden den Ethikmoderierenden drei Fragen vorgeschlagen, die sie im Lauf der Fallbesprechung an geeigneter Stelle fragen können:

– Liegen Hinweise auf eine mögliche Unter- oder Ungleichversorgung vor?
– Haben Sie den Eindruck, dass die Patientin /der Patient aufgrund persönlicher Wertvorstellungen oder einseitiger ökonomischer Überlegungen benachteiligt wird?
– Hat die aktuelle Situation ungerechte Folgen gegenüber anderen Patientinnen und Patienten?

Spielt man diese drei Fragen an unserem Fallbeispiel von Emma durch, ergibt sich folgender Befund: Zur ersten Frage: Ja, der Assistenzarzt spricht eine Ungleichversorgung an. Er scheint der Meinung zu sein, Emma werde «überversorgt» im Verhältnis zu den anderen Patientinnen und Patienten. Zur zweiten Frage: Nein, es herrscht keine offene ökonomische Überlegung im Team vor. Und zur dritten Frage: Ja, die Pflege empfindet die Situation als ungerecht gegenüber den anderen Patientinnen und Patienten (und gegenüber ihren eigenen Ressourcen). Aber ist man nun gedanklich einen Schritt weiter? Offensichtlich nicht, denn wir wissen immer noch nicht, was diese neuen Beschreibungen für einen möglichen Lösungsweg bedeuten.

---

[8]   Heidi Albisser u. a., Ethik in der klinischen Alltagsroutine – METAP, ein Modell zur ethischen Entscheidungsfindung in interprofessionellen Teams, in: Bioethica Forum 7, 2014, 27–36.

In dem bekannten Nimwegener Fallbesprechungsmodell[9] besteht kein expliziter Bezug zur Gerechtigkeit. Im – in der Schweiz sehr geläufigen – 7-Schritte-Dialog[10] des Zürcher Instituts «Dialog Ethik» wird der Wert der Gerechtigkeit zwar als wichtiges Prinzip in der sogenannten Wertanalyse angeboten, allerdings mit dem weiterführenden Hinweis, dass man mit dessen Thematisierung eine Diskriminierung vermeiden kann. In unserem Fallbeispiel werden höchstens die anderen Patientinnen und Patienten diskriminiert, Emma wird eher «überbehandelt».

Die holländische «Dilemma-Methode»[11] geht in der Durchführung von Fallbesprechungen von einer anderen Dialektik aus. Hier werden den Ethikmoderierenden keine Fragen oder Werte an die Hand gegeben, er oder sie ist eher angehalten, die Teilnehmenden genau die Werte aussprechen zu lassen, die ihnen aus eigenen Artikulation heraus in ihrer Berufsrolle wichtig scheinen. Gemäss holländischer Methodik wäre es deshalb wichtig gewesen, dass Dr. Lisa die Werte aller Beteiligten gezielt abfragt und sie so transparent macht. Dann hätte der Assistenzarzt vielleicht seine Besorgnis im Blick auf die «Gerechtigkeit» ausgedrückt und die Moderatorin hätte gefragt: «Ja, aber was heisst das? Wenn Ihnen Gerechtigkeit wichtig ist, wie würden Sie sich dann jetzt hier verhalten?» Sie würde direkt auf die Übersetzung des Wertes in eine konkrete Norm plädieren. Das ist der Grundgedanke der Dilemma-Methode: nicht im Allgemeinen bleiben, sondern radikal konkret benennen, wo man steht und was man selbst tun würde, wäre man der leitende Arzt, die leitende Ärztin.

Insgesamt scheint, dass diese Konkretisierungsmethode innerhalb der Modelle der klinisch-ethischen Fallbesprechungsschritte am sinnvollsten ist. Dr. Lisa hat bei Licht besehen versucht, diesem Modell zu folgen. Ihre Antwort auf die Frage des Assistenzarztes war: «Wie meinen Sie das?» Vielleicht hätte sie präziser fragen müssen, etwa so: «Wenn Ihnen Gerechtigkeit ein wichtiger Wert ist, was schlagen Sie dann für den weiteren Verlauf für dieses junge Frau konkret vor?»

---

[9] Norbert Steinkamp / Bert Gordijn, Die Nimwegener Methode für ethische Fallbesprechungen, in: Rheinisches Ärzteblatt 5, 2000, 22f.

[10] Dialog Ethik, 7-Schritte-Dialog, online abrufbar unter: www.dialog-ethik.ch/bildung/das-modell-7-schritte-dialog/ (05.12.2018).

[11] Karin Pasman-de Roo u. a., Training facilitators of Moral Case Deliberation: a successful experience with external health care professionals in the sessions and in feedback to the trainees, in: Bioethica Forum 9, 2016, 71–75.

V. Was heisst dies nun für Dr. Lisa?

Mit der Empfehlung, nicht im Allgemeinen zu bleiben, sondern Werte konkret in Normen bzw. Verhaltensregeln zu übersetzen, ist eine Präzisierung
gefunden, die auch Dr. Lisa hätte helfen können. Diese Empfehlung kollidiert
aber mit dem gängigen Prinzip der Fallbesprechung, dass es dem medizinischen Personal selbst gelingen sollte, diese Übersetzungsleistung von Werten
in Normen zu leisten, Ethikerinnen und Ethiker dienen im Sinne eines alten
philosophischen Prinzips nur als «Hebammen»[12], wenn es zur gedanklichen
Geburt von konkreten Normen und sich leichter anschliessbaren neue Lö-
sungswegen kommt.

Dennoch bleibt zu befürchten, dass dieser Versuch der Konkretisierung
der ethischen Fallbesprechung letztlich keine neuen Impulse ergeben hätte,
weil die Situation der dritten Fallbesprechung – wie die beiden vorherigen
Fallbesprechungen auch – durch einen ganz anderen prioritären Wert be-
stimmt gewesen zu sein schien, auch wenn dies nicht expliziert wurde. Dieser
unausgesprochene Wert scheint so eminent wichtig, dass es kaum möglich
war, eine wirklich lösungsoffene ethische Fallbesprechung durchzuführen,
denn die Existenz eines kardinalen Wertes degradiert alle anderen Werte. Daher handelt es sich in solchen Konstellationen eigentlich bei Licht besehen
nicht mehr um Wertekollisionen, wenn bereits eine starke und konsensfähige,
aber nicht klar artikulierte Priorisierung das moralische Setting prägt. Die
Rede ist hier von «rule of rescue». Diese Regeln, nach denen Patientinnen und
Patienten stets vor vermeidbarer Gefahr und vermeidbarem Tod zu retten
sind, wurden konzeptionell zum ersten Mal 1986 vom US-amerikanischen
Pionier der Bioethik, von Albert R. Jonsen beschrieben.[13] Er definiert damit
den ethischen Imperativ, immer die retten zu wollen, um die es gerade geht,
die Patientinnen und Patienten, die gerade vor einem sind. Emma ist eine
konkrete Person, sie hat ein «Gesicht», der leitende Arzt kann (oder will) sich
nicht in Populationsethik oder Menschenvergleiche hineindenken. Er kann
(oder will) nicht andere Menschen in seine eigene Gleichung einschliessen. Es
geht ihm hier nur um Emma. Ende der Diskussion. Rule of rescue.

---

12 Rouven Porz, Klinische Ethik im Paradigmenvergleich – eine Frage der Haltung:
Schweizerische Ärztezeitung 96, 2015, 1068–1071.

13 Albert R. Jonsen, Bentham in a box: Technology assessment and health care alloca-
tion, in: Law, Medicine and Health Care 14, 1986, 172–174; John McKie / Jeff Rich-
ardson, The Rule of Rescue, in: Social Science & Medicine 56, 2003, 2407–2419.

VI. Gerechtigkeit im Auge des Betrachtenden

Vielleicht waren die drei Fallbesprechungen also gar keine «ethischen» Fallbesprechungen im eigentlichen Sinne der Allparteilichkeit und Offenheit.[14] Vielleicht dienten sie dem Team dazu, gemeinsam die Tragik zu bewältigen, Prozesse zu definieren und um einmal zu artikulieren, wie belastend die Gesamtsituation ist. Das «time out» einer solchen Fallbesprechung dient vielleicht auch dem Alltag und hilft klären, wer wann bei welcher Zwangsernährung mithilft. Der grundsätzliche Wert (hier die rule of rescue) schienen nie ausgesprochen zu sein, vielleicht weil es für das medizinische Personal so selbstverständlich ist, dass es nicht in den Blick gerät, oder weil eine offene Diskussion Gerechtigkeitsfragen evozieren würde, die Zweifel an der rule of rescue animieren könnten, was der geteilten moralischen Intuition aber widersprechen würde. Gerade an dieser Stelle hätte Dr. Lisa eingreifen können. Sie hätte die rule of rescue zur Diskussion stellen können, denn obwohl sie offensichtlich als indiskutabel erscheint, hätte ein entsprechender Fokus Transparenz über die handlungsleitenden Normen gebracht, verbunden mit der Möglichkeit, sie für den spezifischen Kontext zu aktualisieren oder zu verwerfen. Ethik darf das Selbstverständliche reflektieren. Gerade im scheinbar Selbstverständlichen finden sich die unausgesprochenen, aber handlungsleitenden Werte der Gesundheitsfachpersonen. Das hätte (wir denken jetzt natürlich im Konjunktiv) der Fallbesprechung vielleicht eine neue Offenheit gegeben (oder schlimmstenfalls eine Eskalation).

Fragt man abschliessend im Sinne eines Ausblicks nach der Bedeutung des hier besprochenen Falls für die Diskussion der Gerechtigkeit, dann fällt die Mehrdeutigkeit dieses Begriffs auch für den Kontext der klinischen Ethik auf. Es wäre aufgrund der Diskussion des Falls Emma daher weiter zu diskutieren, ob das Prinzip der Gerechtigkeit innerhalb des Four-Principles-Approach das Element darstellt, das im klinischen Kontext besonders schwer zu evaluieren ist. Denn die völlig konträre Gerechtigkeitszuschreibung in der Fallvignette (der Assistenzarzt ist aufgrund von Gerechtigkeitserwägungen für einen Abbruch der Behandlung, der leitende Arzt ist ebenfalls aufgrund von Gerechtigkeitserwägungen für eine Weiterbehandlung) belegen, «Justice is in

---

[14]   SAMW (Anm. 2).

the eyes of the beholder» («Gerechtigkeit liegt im Auge des Betrachtenden»).[15]
Für die Gerechtigkeitsdebatte, auch und gerade im klinischen Kontext, folgt
daraus die Notwendigkeit einer genauen Analyse der Aspekte, die jeweils mit
dem Begriff der Gerechtigkeit belegt werden. Zwar handelt es sich auch bei
der Autonomie oder dem Nicht-Schadensgrundsatz um präzisierungsbedürf-
tige Prinzipien, dieser Fallstudie legt aber nah, dass gerade der Begriff der
Gerechtigkeit, trotz seines positiven Klangs, als besonders umstritten gelten
muss.[16]

---

[15] Zitiert bei Stefan Liebig, Gerechtigkeitseinstellungen und Gerechtigkeitsurteile.
Zur Unterscheidung zweier Urteilskategorien, in: ders. / Holger Lengfeld, Interdis-
ziplinäre Gerechtigkeitsforschung. Zur Verknüpfung empirischer und normativer
Perspektiven, Frankfurt / New York 2002, 77–102 (82).

[16] Vgl. Mathias Wirth, Der Rigor der Gerechtigkeit und die Triage der Medizin. Zur Knappheit
von Zeit in der Perspektive feministischer Sorge-Ethik (eingereicht).

Patrik Hummel / Matthias Braun / Peter Dabrock

Das Gute und das Gerechte als Pole einer Ethik der daten- und algorithmengetriebenen Forschung

I. Einführung

Es braucht keines besonders intensiv geschulten Blickes, um festzustellen, dass und wie sehr die heutige Forschung – in all ihren unterschiedlichen Facetten und Spielarten – eine datengetriebene ist.[1] Schaut man sich die aktuellen Entwicklungen im Bereich von Forschung und Innovation an, gibt es kaum einen Bereich, der nicht unter dem Einsatz immer weiter ansteigender Rechenleistung, algorithmenbasierter Datenverarbeitung oder gar dem Einsatz von maschinellem Lernen betrieben wird. Smartphones, Sensoren, Cookies und Tracking-Technologien aller Art zeichnen unsere Aktivitäten minutiös auf und setzen entstehende Datenpunkte beständig miteinander in Beziehung. Luciano Floridi konstatiert vor diesem Hintergrund, dass sich Analoges und Digitales in einem einzigen «onlife»[2] verschränken. Und trotz nach wie vor bestehender methodischer Herausforderungen im Umgang mit hochkomplexen Datensätzen steuern wir bereits auf die nächste Ebene zu: Wir erleben eine Verschmelzung von Biotechnologie und Informationstechnologie. Medizin, Gesundheit und Biotechnologie sind heutzutage datafiziert und datengesteuert. Dies verspricht die Eröffnung neuer Wege in der Grundlagenforschung sowie der klinischen Versorgungen. Neben Anwendungen in der Forschung durchdringen Algorithmen alle Bereiche der Lebenswelt: soziale Interaktionen, Marketing, Suchmaschinen, Finanzen, Mobilität, Rekrutierungsprozesse, rechtliche Verfahren, klinische Entscheidungen, usw. Dies erhöht die Anforderungen an Mechanismen zur Durchsetzung von Datenschutzansprüchen, an Steuerungsmöglichkeiten des Datenzugriffs und der

---

[1] Die diesem Artikel zugrunde liegende Forschung wurde durch das Bundesministerium für Gesundheit (Förderkennzeichen [ZMV/1 – 2517 FSB 013]) gefördert.

[2] Luciano Floridi, The Onlife Manifesto, Cham 2014.

Datenverarbeitung sowie an die Gewährleistung von Transparenz in algorithmisch-informierter Entscheidungsfindung. Gerade angesichts solcher Herausforderungen wird in jüngeren Diskussionen vermehrt die Forderung nach einer systematischen Berücksichtigung ethischer Fragestellungen bei der Entwicklung und Anwendung von Algorithmen laut.[3]

Die aktuellen Speerspitzen der sogenannten emergierenden Biotechnologien sind vor allem eins: Sie sind datenintensiv und bringen auf je eigene Weise Daten ganz unterschiedlicher Lebensbereiche zusammen. Obgleich Forschung schon immer datenbasiert – oder in der Sprache der Wissenschaft selbst: faktenbasiert – war, verändert sich momentan doch zweierlei: Zum einen sind die aktuellen Forschungsaktivitäten unmittelbar auf ein hohes Mass einer möglichst breiten und diversen Partizipation vieler gebunden. Ohne die gesellschaftliche und individuelle Bereitschaft, Daten der (geteilten) Lebenswelt zu geben, wären viele der aktuellen Projekte gar nicht erst möglich. Zum anderen hat – nicht zuletzt als eine Folge der genuinen Vernetzungen von unterschiedlichen Bereichen der Lebenswelt – Forschung einen ungleich unmittelbareren Einfluss auf die einzelnen Individuen und Lebensformen.

Im Rahmen dieses Artikels werden wir die These entfalten, dass die biomedizinische Forschung im Zeitalter ihrer Datafizierung[4] von einem spezifischen Spannungsverhältnis geprägt ist: Einerseits bedarf es – zumindest vager – Vorstellungen guten Lebens, damit Individuen zu Akten von Solidarität bereit und motiviert sind. Solche solidarischen Gaben, die so etwas wie einen gemeinsam geteilten Boden gleichermaßen ermöglichen wie immer schon voraussetzen, beinhalten jedoch eine Ambivalenz: Die Bereitstellung von Daten, die unter dem Vorsatz gegeben werden, zum Erkenntnisgewinn, zum Fortschritt von Forschung und nicht zuletzt – zumindest perspektivisch – zur Lösung gravierender Herausforderungen einer Gesellschaft beizutragen, kann individuelle Einschränkungen von Freiheit und gesellschaftlicher Teilhabe nach sich ziehen. Oder mit anderen Worten: Akte solidarischen Mitwirkens an Forschung können in die konkrete und oft nicht vorab absehbare Widerfahrnis von Ungerechtigkeit umschlagen.

Um dieses Kopplungsverhältnis von Gutem und Gerechtem in seiner Bedeutung für die Entwicklungen von Forschung und Innovation zu untersuchen, stellen wir am Beispiel der sogenannten Präzisionsmedizin den Wert

---

[3]   Brent Daniel Mittelstadt u. a., The ethics of algorithms: Mapping the debate, in: Big Data & Society 3.2, 2016, 1–21.

[4]   Patrik Hummel / Matthias Braun, Just Data? Towards an Ethics of Algorithms in the Times of Precision Medicine (unpubliziertes Manuskript).

von Daten für neue Formen der Forschung und klinischen Versorgung dar (II.). Dabei weisen wir auf eine Lücke in der bisherigen ethischen Debatte um datengetriebene und algorithmenbasierte Forschung hin: die motivationalen Muster derjenigen Individuen, die sich an diesen Prozessen durch Bereitstellung von Daten beteiligen. Wir argumentieren, dass solche Akte der Bereitstellung als Ausdruck einer Idee des *Guten* erfolgen können, auf welche Forschung immer schon setzt (III.), dabei jedoch in Ungerechtigkeit, exponierte Vulnerabilität und Erosion von Solidarität umzuschlagen drohen (IV.). Wir schließen mit einem Ausblick auf ethische Ankernormen, die wesentlich für eine verantwortliche Forschungsethik sind (V.).

II.   Daten als Ressource in Forschung und Klinik

Ein Anwendungsfeld, an dem sich die aktuellen Transformationen und Verschmelzungsprozesse datenintensiver Forschung in paradigmatischer Weise bündeln, ist die sogenannte Präzisionsmedizin. Sie versucht unter Berücksichtigung großer Datenmengen die Vorhersage, Prävention, Diagnose und Behandlung von Krankheiten so genau wie möglich auf die einzelnen Patienten maßzuschneidern. Dabei ist das Ziel, durch eine Nutzung möglichst großer und diverser Daten, Muster und Korrelationen zwischen einzelnen Datenpunkten zu ermitteln, mittels derer dann auch Rückschlusse auf bestimmte individuelle Krankheits- und Gesundheitsparameter und Faktoren gezogen werden. Diese Mustererkennungsprozesse und die Berechnung der jeweiligen Korrelationen gelingen nur dann, wenn man unterschiedliche Formen und Anwendungen maschinellen Lernens, z. B. in Form neuronaler Netze einsetzt. Der großen Anzahl an Datenpunkten bedarf es deswegen, um über geeignete Referenzklassen zur Einordnung der Biomarker, Datenpunkte und Korrelationsmuster eines Patienten oder einer Patientin zu verfügen und eine darauf basierende Individualisierung zu ermöglichen.

Eine solche Form der Forschung setzt sogleich voraus, dass es genügend Individuen gibt, die sich entscheiden, ihre Daten für Forschungszwecke zur Verfügung zu stellen. Es liegt nahe, zunächst einmal davon auszugehen, dass Individuen ihre Daten geben, weil sie sich kurz-, mittel- oder langfristig eine Verbesserung ihrer je eigenen Situation erhoffen. Dies mag besonders dann der Fall sein, wenn die Einsatzmöglichkeit präzisionsmedizinischer Anwendungen direkt von der Bereitstellung der eigenen Daten abhängt. Im Idealfall profitiert der Patient oder die Patientin von einem besseren Verständnis des jeweiligen Falls sowie einer optimierten Effektivität der bereitgestellten Gesundheitsleistungen. Aus forschungsethischer Perspektive könnte man diesen Fall als vielleicht einfachste Konstellation beschreiben. Ein – im besten Falle umfassend informiertes – Individuum stellt seine Daten als ein Akt seiner autonomen Selbstbestimmung zu Zwecken der Forschung bereit und erhofft sich davon eine mögliche Auswirkung – oder in ethischen Termini: einen Nutzen – für die je eigene Situation. Damit ist die Bandbreite möglicher Motivationen für das Bereitstellen von Gesundheitsdaten jedoch keineswegs erschöpft. Zu solchen, eher am möglichen Eigennutz orientierten Zielsetzungen kann die Gabe von Daten jedoch zugleich als Ausdruck eines solidarischen Handelns verstanden werden. Damit sind nicht nur altruistische oder wohltätige Erwägungen, sondern auch die Möglichkeit gemeint, sich an der Verfolgung gemeinsamer Ziele zu beteiligen und eine Rolle bei der Bildung und Stärkung von Gemeinschaft zu spielen.[5] Selbstbestimmung erfordert konkrete Kontexte, in denen sie praktisch werden kann. Auch wenn zu erwarten ist, dass sich die Motivation für das Teilen von Daten, der dadurch verfolgte und realisierte Nutzen, die im Spiel befindlichen Interessen und Bedürfnisse sowie die erwarteten Mechanismen und Grade der Partizipation von Fall zu Fall unterscheiden, stellt das Teilen von Gesundheitsdaten gleichermaßen einen möglichen, wie einen notwendigen Beitrag zu wissenschaftlichen Erkenntnis- und Innovationsprozessen dar.

Die aktuellen forschungsethischen Debatten drohen die Möglichkeitsbedingungen für die Gabe von Daten tendenziell aus dem Blick zu verlieren. Vornehmlich steht hier die Frage im Vordergrund, welche – nicht nur, aber eben auch: ethischen – Prinzipien und Kriterien für den Umgang mit der Nutzung der Daten und der Entwicklung der Algorithmen formuliert werden

---

[5]   Flavia M. Facio u. a., Motivators for participation in a whole-genome sequencing study: Implications for translational genomics research, in: European Journal of Human Genetics 19.12, 2011, 1213–217; Jill M. Oliver u. a., Balancing the risks and benefits of genomic data sharing: Genome research participants› perspectives, in: Public Health Genomics 15.2, 2012, 106–14; Laura Mählmann u. a., Attitudes towards personal genomics and sharing of genetic data among older swiss adults: A qualitative study, in: Public Health Genomics 20.5, 2017, 293–306; Tobias Haeusermann u. a., Open sharing of genomic data: Who does it and why?, in: PLOS ONE 12.5, 2017.

können. Besonders prominent sind hier Effizienz und Fairness[6] sowie Effektivität und Legitimität[7]. Unbestritten sind das nicht nur wichtige Kriterien und Prinzipien, sondern ebenso stellt die Frage, was – mit welcher Begründung – die jeweiligen Zielgrößen in der Entwicklung und Programmierung der Algorithmen und maschinellen Systeme sein können, eine zentrale Aufgabe für eine an Verantwortung orientierte Forschungsethik dar. Zugleich sind aber die Bedingungen zu diskutieren, unter denen Daten gegeben, verwertet und genutzt werden. Eine in diesem Sinne konkrete Ethik daten- und algorithmenbasierter Forschung und Entscheidungsfindung muss die gesamte Bandbreite der denkbaren Bedingungen und Ausübungen informationeller Selbstbestimmung berücksichtigen – von Restriktivität bis hin zur freiwilligen Generierung und Bereitstellung eigener Daten.

III. Die Einbettung von Wissenschaft in gemeinsame Auffassungen des *Guten*

Dass sich eine Gesellschaft auf geteilte Vorstellungen eines guten Lebens gründen muss, könnte angesichts der beobachtbaren Entwicklungen in so mancher öffentlichen Debatte überraschend erscheinen. Sinkendes Vertrauen in demokratische Prozesse und Institutionen begleiten die politische Willensbildung.[8] Man muss die Rede vom sogenannt Postfaktischen oder der Alternativhaftigkeit von Fakten gar nicht teilen oder gar in den eigenen Sprachgebrauch übernehmen, um zu sehen, dass die Frage stärker als zuvor umstritten erscheint, was unter welchen Umständen und Bedingungen von wem mittels welcher Narrative als ein Fakt anerkannt oder anzuerkennen gefordert wird. Was damit aber für die Forschung unmittelbar einhergeht, ist, dass sich die Maßstäbe für Validität und Triftigkeit transformieren und mitunter ihre *prima facie* postulierte Legitimität zu verlieren scheinen.

---

[6]   Tal Zarsky, The trouble with algorithmic decisions: An analytic road map to examine efficiency and fairness in automated and opaque decision making, in: Science, Technology, & Human Values 41.1, 2015, 118–32.

[7]   John Danaher u. a., Algorithmic governance: Developing a research agenda through the power of collective intelligence, in: Big Data & Society 4.2, 2017, 1–21.

[8]   Wolfgang Merkel (Hg.), Demokratie und Krise. Zum schwierigen Verhältnis von Theorie und Empirie. Wiesbaden, 2015.

Einerseits, so könnte man es zuspitzen, entstehen dadurch neue Diskursräume und Möglichkeiten von und für Partizipation. Was wir dann Demokratisierung von Wissenschaft nennen, wäre zugleich die Bedingung für die Erneuerung derselben, im Sinne einer Einigung auf die als faktisch anzuerkennenden Bedingungen unserer Lebenswirklichkeit. Andererseits zeigt das aktuelle Ringen um die Bedingungen von Faktizität, wie stark und unmittelbar deren Geltung auf einen gemeinsamen Boden angewiesen ist. Ein solcher Boden, darauf hat der französische Philosoph Bruno Latour immer wieder mit Emphase hingewiesen,[9] steht in gravierenden Umbrüchen und Umwälzungen: einer ungezügelten Globalisierung und Deregulierung, der damit verbundenen Explosion von Ungleichheiten, und der Leugnung des Klimawandels als Symptom der verklärten Beziehung der Menschen zu ihren materiellen Lebensbedingungen. All diese Phänomene, so Bruno Latour, haben ihren gemeinsamen Nenner darin, dass sie im Verlust der Fähigkeit gründen, die Welt zu einer *gemeinsam* geteilten werden zu lassen.

Für das Nachdenken über die Bedingungen von Forschung und ihre möglichen Beiträge zur Gestaltung von Lebenswelten ist ein solch gemeinsamer Boden von existentieller Bedeutung. Denn Wissenschaft setzt nicht nur immer schon Sinnstiftung, Zwecksetzung und geteilte Horizonte voraus, sondern sie ist zugleich auf Möglichkeitsräume angewiesen, in denen sich Wissensgenerierung und Fortschritt vollziehen können. Und nicht zuletzt: Nicht nur die Forschung selbst, sondern auch die Erörterung ihrer ethischen Implikationen und der verantwortlichen Gestaltung von Mechanismen der Wissens- und Innovationsgenerierung sind ohne Rekurs auf eine *gemeinsame* Welt schwer vorstellbar. Maßstäbe der Gerechtigkeit, Moralität und Verantwortlichkeit setzen geteilte Bezugspunkte voraus.

Doch welche konkreten Handlungen könnten diejenigen Formen von Vergemeinschaftung befördern, welche sich mit Bruno Latour tiefgreifenden Transformationen und Unterhöhlungen gegenübersieht?

Ein Antwortvorschlag kann in Anlehnung an verschiedene Vertreterinnen und Vertreter der Gabetheorie erbracht werden. Die Gabetheorie betont, dass bestimmte Handlungen des Gebens nur dann vollständig verstanden werden, wenn ihre *anökonomischen* Aspekte[10] berücksichtigt werden. Gaben sind vom Geber mit einem Element der Stiftung versehen. Sie werden nicht – oder zumindest nicht notwendig – gegeben, um eine Gegengabe zu erwirken oder ein

9 Bruno Latour, Das terrestrische Manifest, Berlin 2018.
10 Jacques Derrida, Falschgeld. Zeit geben I, Paderborn 1993.

Eigeninteresse zu verfolgen. Sie enthalten symbolische, nicht-quantifizierbare Aspekte der Anerkennung, Widmung, und Investition der Person des Gebers selbst.[11] Indem sie über reine Tauschlogiken hinausgehen und Elemente der Unverrechenbarkeit in Beziehungen einführen, erschließen sie soziale Möglichkeitsräume, die sich durch bloße Kalküle strategischer Berechnung nicht eröffnet hätten. Der Gabetheorie dürfen wir daher den Hinweis entnehmen, dass Akte des Gebens soziale Bande knüpfen und verstärken können.[12]

Insbesondere können Gaben durch Solidarität motiviert sein. Barbara Prainsack und Alena Buyx schlagen vor, dass Solidarität gemeinsame Praktiken bezeichnet, welche die Bereitschaft widerspiegeln, Kosten finanzieller, sozialer, emotionaler oder anderer Art gemeinsam zu tragen, um anderen zu helfen.[13] Im Gegensatz zu Altruismus und Wohltätigkeit basiert Solidarität auf dem Erkennen einer relevanten Ähnlichkeit mit dem Rezipienten. Solidarität und Gerechtigkeit teilen bestimmte Merkmale, unterscheiden sich jedoch auch in entscheidenden Aspekten.[14] In gewissem Sinne betreffen beide die (Um-)Verteilung von Gütern; sie divergieren jedoch hinsichtlich der Gründe, die diese Allokationen motivieren. Gerechtigkeit bezieht sich auf grundlegende und universelle Normen darüber, was dem Einzelnen zusteht. Sie ist universell, führt zu einem bedingungslosen *Sollen*, erfordert jedoch nicht, über diese grundlegenden Standards hinauszugehen. Solidarität hingegen bezieht sich auf Art und Weisen der (Um-)Verteilung von Gütern, welche diese minimalen, universellen Standards transzendieren. Die relevante Form des *Sollens* ist dabei nicht kategorisch, sondern variabel. Solidarität resultiert nicht aus Verpflichtung oder gar Zwang, sondern ist durch weitere, nicht bereits durch Gerechtigkeitserwägungen thematisierte Gründe motiviert. Wie Barbara Prainsack und Alena Buyx feststellen, knüpft Solidarität an bestimmte Formen der Beziehung und Bindungen zwischen Individuen an. Ebenso kann im Anschluss an Paul Ricœur der genuine Gehalt von Solidarität darin gese-

---

[11] Marcel Hénaff, Der Preis der Wahrheit. Gabe, Geld und Philosophie, Frankfurt 2009; Marcel Hénaff, Die Gabe der Philosophen. Gegenseitigkeit neu denken, Bielefeld 2014.

[12] Peter Dabrock, Gabe, in: Reiner Anselm / Ulrich H. J. Körtner (Hg.), Evangelische Ethik kompakt, Gütersloh 2015, 48–55; Matthias Braun, Zwang und Anerkennung, Tübingen 2017.

[13] Barbara Prainsack / Alena Buyx, Das Solidaritätsprinzip, Frankfurt 2016.

[14] Hummel / Braun (Anm. 4).

hen werden, dass sie vom Interesse an der Förderung von Gemeinschaft geprägt ist.[15] Im Idealfall, so lässt sich pointieren, stößt eine solche Gabe beim Empfänger oder der Empfängerin auf Dankbarkeit, welche diesen oder diese zu einer Erwiderung aus freien Stücken bewegt. Iterationen solcher Akte des Erkennens und Anerkennens als Gabe können Formen der Integration zwischen Individuen vertiefen. Wenn dadurch ein Gefühl wechselseitiger Verpflichtung resultiert, hat dieses seine Wurzeln in etwas Außerordentlichem, Überschießendem statt in den universellen, grundlegenden Normen der Gerechtigkeit. Auf diese Weise sind Akte der Solidarität in einer Mitte zwischen Gerechtigkeit und Wohltätigkeit, Liebe und Barmherzigkeit zu sehen: Einerseits ist sie nicht durch ein kategorisches *Sollen* motiviert oder gefordert, andererseits knüpft sie an partikulare Bindungen an und folgt somit einem gewissen Verpflichtungsgrad gegenüber anderen. Dadurch verweist sie einerseits auf eine bestimmte Ordnungsdimension, bleibt dabei jedoch risikobehaftet und nicht erzwingbar.

Im Rahmen der biomedizinischen Forschung kann das Bereitstellen von Daten als Akt der Solidarität sowie als Versuch verstanden werden, Aspekte der eigenen Vorstellung eines erfüllten Lebens durch einen Beitrag zum Gemeinwohl zu verwirklichen. Barbara Prainsack und Alena Buyx formulieren drei konkrete Bedingungen, unter denen die Bereitstellung von Daten plausiblerweise als solidarisch zu klassifizieren ist: Erstens, das Individuum führt seine Daten der jeweiligen Datenbank bewusst zu. Zweitens, die Datenbank bzw. deren Betreiber zielt darauf ab, sozialen Mehrwert zu schaffen und hat nicht die Verfolgung privater Interessen im Blick. Drittens, das Individuum akzeptiert die Kosten (in einem weiten Sinne) der Bereitstellung ihrer Daten ohne die Erwartung, eine Belohnung zu erhalten. Bei Institutionen, welche Daten transparent nutzen, sozialen Mehrwert schaffen und das Bereitstellen von Daten nicht mit unangemessener Vergütung honorieren, kann von einer solidaritätsbasierten Governance gesprochen werden.[16]

Der Grundgedanke der bisherigen Ausführungen ist nicht, dass Individuen ihre Daten geben *sollen* oder *müssen* (beispielsweise um sich solidarisch zu zeigen) und die Wahrung von Privatheit weniger Beachtung verdient. An-

---

[15]   Peter Dabrock, Befähigungsgerechtigkeit: ein Grundkonzept konkreter Ethik in fundamentaltheologischer Perspektive, Gütersloh 2012, Kapitel V.

[16]   Barbara Prainsack / Alena Buyx, Solidarity in Biomedicine and Beyond, Cambridge 2017, Kapitel V.

dernorts verteidigen wir die Idee, dass der Begriff der Datensouveränität einen vielversprechenden normativen Bezugspunkt für die Steuerung von Informationsflüssen darstellt.[17] Datensouveränität verwirklicht sich durch und als informationelle Freiheitsgestaltung. Dabei bleibt es dem oder der Einzelnen überlassen, ob und wie viel er oder sie gibt, teilt und spendet. Es ist selbstverständlich legitim, individuell und kollektiv über Vorstellungen des *Guten* zu reflektieren und sich letztlich dazu zu entschließen, Informationen zurückzuhalten statt sie weiterzugeben.

Unsere Feststellung ist vielmehr, dass Gaben und solidarische Akte des Gebens zur Entstehung und Erhaltung eines gemeinsamen Bodens, welcher den Rahmen für wissenschaftliche Forschungsprozesse bildet, unverzichtbar sind. Eine Forschungsethik tut gut daran, diesen gemeinsamen Grund in den Blick zu nehmen und Einstellungsmuster wie das der Wissenschaft geliehene Vertrauen sowie die damit verbundenen und darauf aufbauenden Momente des Gebens und der Stiftung wahrzunehmen, um diese in gesellschaftlichen Diskursen und der Begleitung von Forschungsprozessen zur Geltung zu bringen.

IV. Momente des Umschlags in Ungerechtigkeit und Missachtung

Auch wenn Forschung wie vorgeschlagen einen gemeinsamen Horizont voraussetzt, und Partizipationsformen wie die Beteiligung an wissenschaftlicher Forschung durch das Bereitstellen eigener Daten einen möglichen Beitrag zur Schaffung und Stärkung von Gemeinschaft darstellen, so gilt es, nicht außer Acht zu lassen, dass solchen Aktivitäten Momente des Umschlags innewohnen, welche mit ihren eigenen Ermöglichungsbedingungen in Spannung stehen. Dies gilt umso mehr angesichts der Beschleunigung von Erkenntnis- und Entscheidungsprozessen durch neue, datengetriebene und algorithmenbasierte Methoden.

In diesem Zusammenhang ist erstens auf Gerechtigkeitsfragen und veränderte Dynamiken bei der Entstehung von Ungleichheiten hinzuweisen. So ist die Gefahr nicht von der Hand zu weisen, dass datengetriebene Forschung und mit ihr verschränkte Technologien Informationen aus verschiedenen Quellen und Bevölkerungsgruppen ungleichmäßig berücksichtigen, und dies

---

[17] Patrik Hummel u. a., Sovereignty and data sharing: ITU Journal, in: ICT Discoveries 2, 2018, 1–10.

letztlich in Entscheidungsregeln mündet, die Teilen der Gesellschaft systematisch zum Nachteil gereichen. Dazu sei hier auf ein Beispiel aus klinischen Forschungs- und Versorgungskontexten verwiesen, in denen verschiedene Formen maschinellen Lernens zunehmend als Unterstützungs- oder Kontrollinstrumente für die ärztliche Entscheidung genutzt werden. In Studien wurde gezeigt, dass in der Dermatologie bestimmte neuronale Netze bei der Klassifizierung von Bildern von Hautläsionen und der Unterscheidung von gutartigen und bösartigen Muttermalen auf Augenhöhe mit[18] oder sogar besser als[19] Dermatologen aus Fleisch und Blut agieren können. Wie für jedes, auf maschinellem Lernen basierende Instrument werden zur Schaffung, Verfeinerung und Kalibrierung solcher neuronalen Netze Falldaten benötigt. Adewole S. Adamson und Avery Smith[20] heben nun hervor, dass bisher ein unverhältnismäßig großer Teil der für die genannten dermatologischen Anwendungen verfügbaren Patientendaten aus hellhäutigen Populationen stammt. Der Algorithmus kann noch so raffiniert und ausgeklügelt sein – ohne eine ausgewogenere Datenbasis wird er bei anderen Populationen nur unzureichende Leistungen erbringen. Diese Sorge lässt sich leicht auf andere algorithmische Anwendungen und Einsatzgebiete übertragen: Wenn das Datenmaterial bereits eine Verzerrung entlang bestimmter Dimensionen enthält, werden manche Klassen von Patienten weniger Berücksichtigung finden. Sobald sich solche Fragen in größerem Umfang zu stellen beginnen, ist es denkbar, dass sich Asymmetrien selbst verstärken: Ungleichgewichte im Zugang zu Gesundheitsleistungen würden Unterschiede in der Qualität der erbrachten Leistungen verursachen, die wiederum bestehende systemische Ungerechtigkeiten replizieren und verfestigen. Hier stellt sich ganz grundsätzlich die Frage, ob Fortschritte, beispielsweise in der Vorhersage und Prävention von Krankheiten, letztlich denjenigen Personen zugutekommen werden, die den größten Nutzen aus solchen Gesundheitsleistungen ziehen könnten. Stattdessen besteht die Möglichkeit, dass sie vor allem denjenigen helfen, die bereits vorteilhafte Gesundheitsdeterminanten genießen und somit weniger

---

[18]   Andre Esteva u. a., Dermatologist-level classification of skin cancer with deep neural networks, in: Nature 542, 2017, 115–118.

[19]   H. A. Haenssle u. a., Man against machine: Diagnostic performance of a deep learning convolutional neural network for dermoscopic melanoma recognition in comparison to 58 dermatologists, in: Annals of Oncology 29.8, 2018, 1836–42.

[20]   Adewole S. Adamson / Avery Smith, Machine learning and health care disparities in dermatology, in: JAMA Dermatology 154.11, 2018, 1247f.

wahrscheinlich krank werden als Individuen aus anderen Teilen der Gesellschaft.[21]

Mit Blick auf solche Effekte sind die Hinweise einer Reihe von Autorinnen und Autoren zu lesen, dass bestehende gesellschaftliche Ungleichheiten durch die Verwendung verschiedener Formen von künstlicher Intelligenz eine Form der «Automatisierung»[22] erfahren, und vorgängige Weisen unterschwelliger oder offen zu Tage tretender Unterdrückung nicht nur Eingang in algorithmische Anwendungen finden, sondern durch das Wirken derselben verfestigt und verstärkt werden könnten.[23] Eine in diesen Diskursen artikulierte Forderung ist daher, dass sich alle Phasen der Konzeption, Umsetzung und Implementierung algorithmischer Methoden zur Erkenntnisgewinnung und Entscheidungsfindung am Leitkonzept der «Datengerechtigkeit»[24] orientieren sollten.

Eine solche Datengerechtigkeit schließt einerseits bestimmte Verfahrensaspekte wie die Transparenz eingesetzter Algorithmen ein, sieht sich jedoch zugleich der Frage nach adäquaten Zielgrößen in den Ergebnissen dieser Verfahren gegenüber. Folgt man an dieser Stelle dem Konzept der Befähigungsgerechtigkeit,[25] stellt die Orientierung an der Teilhabe leiblicher Subjekte und insbesondere die Berücksichtigung derjenigen, deren Partizipation bisher eingeschränkt ist, eines der zentralen Ziele dar. Der Mensch als ein leiblich verfasstes Wesen[26] durchlebt und macht Erfahrungen mit und an anderen, kann

---

[21] Peter Dabrock, Soziale Folgen der Biomarker-basierten und Big-Data-getriebenen Medizin, in: Matthias Richter / Klaus Hurrelmann (Hg.), Soziologie von Gesundheit und Krankheit, Wiesbaden 2016, 287–300.

[22] Virginia Eubanks, Automating Inequality, New York 2018.

[23] Safiya Umoja Noble, Algorithms of Oppression, New York 2018.

[24] Linnet Taylor, What is data justice? The case for connecting digital rights and freedoms globally, in: Big Data & Society 4.2, 2017, 1–14; Lina Dencik / Fieke Jansen / Philippa Metcalfe, A conceptual framework for approaching social justice in an age of datafication, online abrufbar unter: https://datajusticeproject.net/ 2018/08/30/a-conceptual-framework-for-approaching-social-justice-in-an-age-of-datafication/ (17.12.2018).

[25] Dabrock (Anm. 15).

[26] Matthias Braun, Zwang und Anerkennung, Tübingen 2017; Burkhard Liebsch, Leib und Leben. Im Blick der Phänomenologie (M. Merleau-Ponty) und der Epistemologie (G. Canguilhem), in: Stephan Schaede u. a. (Hg.), Das Leben. Historisch-systematische Studien zur Geschichte eines Begriffs, Bd. 2, Tübingen 2012, 463–491; Peter Dabrock, «Leibliche Vernunft». Zu einer Grundkategorie fundamentaltheologischer Bioethik und ihrer Auswirkung auf die Speziesismus-Debatte, in: ders.

soziale Bande knüpfen, in solche verstrickt werden und entrückt auch in seiner reflexiven Urteilsfindung nicht einfach seinem Standort in der Welt – oder wie es Bernhard Waldenfels in Anlehnung an die Arbeiten Maurice Merleau-Pontys formuliert:[27] er reflektiert, wenn er reflektiert, immer schon als affektiertes leibliches Wesen.

Dies rückt ein zweites Moment des Umschlags datengetriebener Forschungs- und Entscheidungsinstrumente in den Blick. Der Anspruch der sogenannten Präzisionsmedizin, menschliche Subjekte primär als durchleuchtbare und berechenbare Korrelationsmuster zu sehen, kann fundamentale Verletzbarkeiten durch Sichtbarmachung exponieren. Dies ist mit Potenzialen von Missachtung verbunden, wenn Möglichkeitsräume von Selbstverwirklichung und Teilhabe am gesellschaftlichen Leben verengt werden.

Klinische Big-Data-Anwendungen sind in der Tat mit einer signifikanten Steigerung der Vorhersagekraft verbunden.[28] Unser Wissen über Biomarker und deren Implikationen für Krankheitsrisiken wird sich weiter verbessern – sowohl auf der allgemeinen Ebene der biomedizinischen Forschung, als auch auf der partikularen Ebene der Risikoprofile einzelner Patientinnen und Patienten in der Klinik. Bei vielen Erkrankungen spielen polygenetische und multifaktorielle Ätiologien sowie Umwelt-, Verhaltens- und Ernährungsparameter eine Rolle. Vorhersagen über zukünftige Krankheiten sind daher typischerweise probabilistisch. Eine erste kommunikative Herausforderung für Kliniker und Wissenschaftlerinnen besteht darin, Patientinnen und Patienten die Inhalte und Limitationen ihrer Daten sowie der darauf basierenden Prädiktionen und ergriffenen präventiven Maßnahmen verständlich zu machen, und sie bei der persönlichen Bewertung solcher Informationen zu schulen.

Auch unter solchen Umständen können die Verfügbarkeit und das Bewusstsein um das persönliche Risikoprofil dem Einzelnen gute Gründe zur Neubewertung des subjektiven Gesundheitszustands liefern, wenn bisher unbekannte Krankheitsrisiken zutage treten. Eine solchermaßen erhöhte Transparenz von Risikoprofilen bedingt zugleich die Möglichkeit, dass Ungerechtigkeiten im Hinblick auf die Versorgungsleistungen entstehen, z. B. wenn

---

u. a. (Hg.), Gattung Mensch. Interdisziplinäre Perspektiven, Tübingen 2010, 227–262.

[27] Maurice Merleau-Ponty, Phänomenologie der Wahrnehmung, Berlin 1966.

[28] Hummel / Braun (Anm. 4).

das Gesundheitssystem Risikoprofile von ähnlicher Schwere ungleich behandelt.[29] Während beispielsweise Faktor-V-Leiden-Mutationsträger bereits ohne manifeste biomedizinische Beeinträchtigung einen Anspruch auf die Gabe von Heparin oder Phenprocoumon haben, werden im Falle von *BRCA1/2*-Mutationen trotz ebenfalls erheblicher Krankheitsrisiken keine prophylaktischen Leistungen bereitgestellt.[30] Unter Gesichtspunkten der Gerechtigkeit stellt sich die Frage, auf welcher Basis sich scheinbar ähnliche Risikoprofile, welche durch neue, datengetriebene Forschungsmethoden in der Präzisionsmedizin fassbar werden, im Zugang zu öffentlichen Gesundheitsdiensten unterscheiden können. Diese Frage hat einen Verfahrensaspekt, insoweit sie Transparenz über die Prioritäten und Prinzipien einfordert, welche die relevanten Entscheidungsprozesse leiten, und betrifft ferner einen Verteilungsaspekt, insoweit sie die faire Verteilung gesundheitlicher Ressourcen thematisiert.[31]

Drittens ist zu fragen, wie es um das Schicksal von Solidarität bestellt ist, von der wir vorhin behauptet hatten, dass sie durch auf einem gemeinsamen Boden gründende, partizipative und inklusive wissenschaftliche Forschungsprozesse sowohl Ausdruck als auch Stärkung erfahren kann. Es darf nicht verkannt werden, dass diese Prozesse durch nachgelagerte Effekte Solidarität untergraben und letztlich in Zustände münden können, in denen manchen Individuen basale Grundgüter zur Teilhabe am gesellschaftlichen Leben verwehrt bleiben. Dazu sei daran erinnert, dass Solidarität die Bereitschaft von Individuen einschließt, angesichts wahrgenommener relevanter Ähnlichkeiten bestimmte Kosten gemeinsam zu tragen. So basiert beispielsweise die Solidargemeinschaft der gesetzlichen Krankenversicherung in Deutschland auf der «geteilten Vulnerabilität aller gegenüber Krankheitsrisiken, die nicht sicher antizipierbar und quantifizierbar sind»[32]. Die Bereitschaft zur Mitwirkung sowie der Anerkennung eines solchen Systems geht mit der Erwartung einher, dass man im Schadensfall selbst Hilfe erhält. Gerade jene Wahrnehmung der Ähnlichkeit, beispielsweise einer geteilten Vulnerabilität für Krank-

———

29 Friedhelm Meier u. a., ‹Healthy sick› oder: Wie genetisches Risiko den Krankheitsbegriff des GKV-Systems aushebelt. Das Gesundheitswesen 79, 2017, 594–598.

30 Friedhelm Meier u. a., Risikoadaptierte Prävention, Wiesbaden 2018.

31 Georg Marckmann, Gerechtigkeit und Gesundheit, in: Matthias Richter / Klaus Hurrelmann (Hg.), Soziologie von Gesundheit und Krankheit, Wiesbaden 2016, 139–151.

32 Deutscher Ethikrat, Big Data und Gesundheit. Datensouveränität als informationelle Freiheitsgestaltung. Berlin 2017.

heit, kann jedoch durch präzisionsmedizinische und datengetriebene Innovationen in Schieflage geraten. Besondere Herausforderungen stellen sich, sobald transparent wird, dass bestimmte Individuen in Anbetracht ihres Risikoprofils höhere oder niedrigere Vulnerabilität für Erkrankungen besitzen, und im System operierende Akteurinnen und Akteure Spielraum zur Anpassung ihrer Planungs- und Verhaltenskalküle genießen. Wenn beispielsweise über die Höhe von Versicherungsprämien der Zugang zu Gesundheitsleistungen für manche erschwert und therapeutische Innovationen primär denjenigen zugutekommen, die es sich leisten können oder die angesichts harmloser Risikoprofile den geringsten Bedarf nach neuen diagnostischen, präventiven und therapeutischen Methoden haben, ist Solidarität effektiv unterhöhlt.

Es ist ferner denkbar, dass Anreize zur Erhebung, Verfügbarmachung und Verbesserung von Gesundheitsdaten vorgängige Ideen des Guten verdrängen, den Einzelnen zur Übereinstimmung mit Logiken der Normalisierung und Optimierung bewegen und eine Beweislast für diejenigen Lebensweisen erzeugen, welche zu Abweichungen von biostatistischen Benchmarks führen.[33] Die gerechtigkeitstheoretische Schwierigkeit solcher Arrangements liegt unter anderem darin begründet, dass sie Gleichheit in Bezug auf die verfügbaren Ermöglichungsfaktoren von Gesundheit annehmen und voraussetzen, diese Voraussetzungen sich jedoch allzu leicht als unzutreffend erweisen.[34] Diese Beobachtungen stellen den möglichen Nutzen von datengetriebenen Methoden nicht in Abrede. Sie veranlassen uns lediglich, das Ideal der Freiwilligkeit im Zusammenhang mit Praktiken der Datenerhebung zu respektieren und auf mögliche Nachteile für diejenigen hinzuweisen, die an solchen Aktivitäten nicht teilnehmen.

Anhand der skizzierten Beispiele wird ein Spannungsfeld deutlich, das sich im Zeitalter datengetriebener und algorithmenbasierter Forschung ergibt. Die Herausforderung besteht in ungerechten, vulnerabilitätsverkennenden und solidaritätsuntergrabenden Mechanismen und Strukturen, welche durch die datengetriebene Forschung verschärft werden können. Forschungsethik muss daher der Einsicht Rechnung tragen, dass Gemeinschaftsformen nicht immer neutral oder romantisch eine Idee des *Guten* verfolgen, sondern

---

[33] Matthias Braun / Peter Dabrock, Ethische Herausforderungen einer sogenannten Big-Data basierten Medizin, in: Zeitschrift für medizinische Ethik 62, 2016, 313–329.
[34] Deutscher Ethikrat (Anm. 32).

prinzipiell auch individuelle Freiheitsgestaltung einschränken können. Genau solche Umschlagsmomente stellen paradigmatische Punkte dar, an denen eine Forschungsethik ansetzt, die sich sowohl der Erschließung von innovations- und nutzenbringenden Potenzialen als auch dem Rahmen des *Gerechten* verschrieben hat. Als von besonderer Bedeutung erweist sich die Einsicht, dass einzelne Akte der Verfügbarmachung von Daten selten unmittelbar Ungerechtigkeiten für das Individuum hervorbringen. Stattdessen sind solche Effekte von Datafizierung und dem Einsatz analytischer Methoden zumeist weniger durchschaubar. Ob nun in der Forschung oder in anderen Bereichen der Lebenswelt – beständig werden große Mengen an Daten aggregiert, rekonfiguriert und verarbeitet. Manche Kommentatoren formulieren vor diesem Hintergrund, dass unsere Aktivitäten dabei zu feingliederigen Konglomeraten von Datenpunkten granularisiert[35] und zerrieben[36] werden und letztlich zu Rückkopplungsmechanismen und kumulativen Effekten[37] auf verschiedenen gesellschaftlichen Ebenen führen. Diese Prozesse wirken sich auf das Leben des Individuums weitgehend unabhängig davon aus, ob es selbst durch die Bereitstellung von Daten an Datenverarbeitungsprozessen beteiligt ist.[38] Die sozialen Folgen dieser Dynamiken bedürfen einer fortdauernden Betrachtung.

V. Schlüsselelemente zur Vermittlung des *Guten* und des *Gerechten*

Im Kontext der Verschmelzung von Biotechnologie und Informationstechnologie vereinen Gesundheitsdaten eine einzigartige Kombination von Eigenschaften.[39] Erstens sind die verarbeiteten Daten umfassender denn je und schließen Biomarker, genetische Informationen, physische Parameter wie Aufenthaltsorte und Bewegungen, Lifestyle Daten und zunehmend auch mentale Zustände, Emotionen und Gedanken ein. Die Aktivitäten zahlreicher

---

[35] Christoph Kucklick, Die granulare Gesellschaft, Berlin 2014.
[36] Peter Dabrock, Die Würde des Menschen ist granularisierbar. Muss die Grundlage unseres Gemeinwesens neu gedacht werden?, in: epd-Dokumentation 22, 2018, 8–16.
[37] Braun / Dabrock (Anm. 33).
[38] Andreas Reckwitz, Die Gesellschaft der Singularitäten, Berlin 2017.
[39] Patrik Hummel / Matthias Braun / Peter Dabrock., Data Donations As Exercises of Sovereignty, in: Jenny Krutzinna / Luciano Floridi (Hg.), The Ethics of Medical Data Donation, Cham 2019.

Anwendungen und Dienstleister beruhen ferner auf Verknüpfungen vormals diskreter Datenarten und verschmelzen diese zu Konglomeraten, die letztlich nur noch die Frage offenlassen, welche Aspekte unseres Daseins noch nicht in dieser Weise durchdrungen, sichtbar und fassbar gemacht werden. Zum einen ist somit von einer beispiellosen Invasivität zu sprechen, weil in alle Lebensbereiche eingedrungen wird. Zum anderen hinterlassen diese Einwirkungen und möglichen Integritätsverletzungen eben oft keine unmittelbar sichtbaren Spuren, sondern kommen wie die ihnen nachgelagerten gesellschaftlichen Effekte «auf leisen Sohlen»[40] daher.

Zweitens sind angesichts der De- und Rekontextualisierung von Daten Ungewissheit und Informationsasymmetrien hinsichtlich deren Wert, Aussagekraft und zukünftigen Verwendungsweisen vorprogrammiert. Gerade algorithmische Anwendungen zielen häufig darauf ab, *ex ante* unvorhergesehene Korrelationen in großen Datenmengen zu erkennen. Im Ergebnis führt dies zu einem Kontrast zwischen dem Vorliegen eines gegebenen Datensatzes als klar greifbarer, binärer Code und der Offenheit und Variabilität von Bedeutung, welche dieser im Zusammenhang mit anderen Datenpunkten annehmen kann. Solche Unsicherheit betrifft nicht nur die Konsequenzen der Bereitstellung von Daten für den Datengeber selbst, sondern auch die Frage, welche Individuen überhaupt betroffen sind und eventuelle Lasten tragen, die aus der Bereitstellung resultieren. Bringt ein Individuum zum Beispiel genomische Daten in einen Forschungskontext ein, so ist damit die Preisgabe von Informationen nicht nur über das Individuum selbst, sondern auch über Verwandte verbunden.

Drittens ist zwar häufig von Daten eines gewissen Individuums die Rede. Dabei bleibt jedoch in der Regel unterbestimmt, was genau solche Formen der Zugehörigkeit von Information begründet. Im rechtswissenschaftlichen Diskurs wird ein Eigentum an Daten analog zu einem Eigentumsrecht an Sachen zwar gelegentlich gefordert,[41] ist aber gegenwärtig noch nicht umgesetzt. Philosophisch ist nach wie vor die auf John Locke zurückgehende Idee einflussreich, dass Eigentum auf der Vermischung von Arbeit mit einer Ressource beruht. Gerade im biomedizinischen Kontext stellt sich dann jedoch die Frage, ob nicht die datenverarbeitenden Dienstleister und Wissenschaftlerinnen maßgebliche Formen von Arbeit vollbringen, welche berechtigte Ansprüche

---

[40] Dabrock (Anm. 36).
[41] Karl-Heinz Fezer, Repräsentatives Dateneigentum. Ein zivilgesellschaftliches Bürgerrecht. Sankt Augustin / Berlin 2018.

an Information begründen und somit den vortheoretisch intuitiven Eigentumsanspruch von Individuen eher unterminieren könnten.[42]

Daten sind in heutigen und zukünftigen Verarbeitungskontexten also von beispielloser Invasivität. Die zukünftige Nutzung sowie der Kreis der von der Auswertung betroffenen Personen bleiben offen. Die Art und Weise, in der das Individuum seine Daten besitzt, ist klärungsbedürftig. Zusammengenommen führen diese Aspekte zu einer Diffusion der Kommunikationsendpunkte, welche den Bezugsrahmen für die Artikulation und Vermittlung von Ansprüchen an und um Daten geben könnten. Dies mag als weiteres Indiz dafür wahrgenommen werden, dass deren Bereitstellung nicht in erster Linie auf einer kalkulatorischen und auf den eigenen Vorteil bedachten Motivation beruht, sondern stattdessen überschießende, die Tauschlogik transzendierende Elemente eine Rolle spielen. Sie können das Individuum zu einer Gabe veranlassen, in der die Person des Gebers selbst reflektiert und investiert ist, und der trotz ihres prekären Moments angesichts der Unsicherheiten hinsichtlich erzielter Effekte und möglicher Erwiderung die Hoffnung auf das Erkanntwerden des Stiftungselements innewohnt. Zum anderen sieht sich eine Ethik datengetriebener Forschung mit der anspruchsvollen Aufgabe konfrontiert, auf Ungerechtigkeiten beim Umgang mit dieser besonderen Ressource hinzuweisen und ihr möglichst vorzubeugen, dabei Möglichkeitsräume für solidarisches Handeln und Orientierungen hin zum Gemeinwohl behutsam und dennoch zielorientiert zu erschließen, und gleichzeitig bestehenden und entstehenden Vulnerabilitäten Rechnung zu tragen. Wie kann diesem Spektrum an Anforderungen zwischen den Polen des *Guten* und des *Gerechten* am ehesten nachgekommen werden?

Als normatives Leitziel schlagen wir das Ideal der *Kontrollierbarkeit* von Datenströmen vor. Bei der Frage, wann Daten erhoben werden, wie sie verwendet werden, welchen Verwendungskontexten sie zukünftig einmal zukommen könnten, und vor allem welche Rückschlüsse und nachgelagerten Effekte für den Einzelnen zu berücksichtigen sind, kommt der kontinuierlichen Sprach- und Handlungsfähigkeit beteiligter Akteurinnen und Akteure gesteigerte Bedeutung zu. Vor diesem Hintergrund motivieren Datensouveränität und informationelle Freiheitsgestaltung dynamische Einwilligungsverfahren zu schaffen, bei denen der Einzelne die Möglichkeit behält, kontinuierliche Kontrolle über die Verfügbarkeit und Verarbeitung seiner

---

[42] Jonathan Montgomery, Data sharing and the idea of ownership, in: The New Bioethics 23, 2017, 81–86.

Informationen in Echtzeit auszuüben, und die Definition von Nutzungskontexten sowie Forschungsprojekten und -zwecken zu erlauben. Im Idealfall kann das Leitziel der Kontrollierbarkeit dann als vulnerabilitätssensible Koppelungsfigur zwischen Solidarität und Gerechtigkeit fungieren, indem sie auf Vorstellungen des *Guten* beruhende Akte des Gebens zulässt und die Eindämmung von Rückwirkungen auf das *Gerechte* ermöglicht.

Die empirische Forschung kann hier wichtige Impulse liefern.[43] So stellen zum Beispiel Mahsa Shabani u. a.[44] in ihrer systematischen Übersicht über Untersuchungen von Patienteneinstellungen zur Verfügbarmachung genomischer Daten fest, dass neben den bereits skizzierten Bestrebungen, anderen mit der Datengabe zu helfen und zum Allgemeinwohl beizutragen, die Individuen auch Erwartungen an die Kontrollierbarkeit der gegebenen genomischen Daten stellen. Zum Teil wird diese Kontrollierbarkeit als ein fundamentales Recht verstanden, welches sie ganz unabhängig von den Konsequenzen der Verarbeitung ihrer Daten besitzen, und dessen Berücksichtigung notwendige Voraussetzung für Respekt und Anerkennung beteiligter Individuen darstellt. Dementsprechend werden Mängel in der Kontrollierbarkeit von Informationsflüssen als Faktoren wahrgenommen, welche der Verfügbarmachung von Daten im Wege stehen können. Einige Individuen fordern daher Kontrollmechanismen, die differenziert genug sind,[45] um die Forschungsbereiche und Studien zu definieren, für die ihre Daten verwendet werden dürfen, andererseits jedoch Überforderung durch eine hohe Zahl von Einwilligungsanfragen zu jeder einzelnen Möglichkeit der Datenverarbeitung vermeiden. Von Bedeutung ist ferner, dass einige Individuen explizit feststellen, dass Modelle einer breiten pauschalen Einwilligung, welche manche Bioethiker in der Big-Data-getriebenen Forschung für unumgänglich halten, hinter dieser Art und diesem Grad der Kontrolle zurückbleiben würden. Breite Einwilligungsmodelle können zwar solidarische Akte des Gebens ermöglichen. Da sie jedoch kontinuierlichen Zugriff gerade nicht garantieren, verschließen sie gleichzeitig Möglichkeitsräume informationeller Freiheitsgestaltung.

---

[43] Hummel / Braun (Anm. 4).

[44] Mahsa Shabani / Louise Bezuidenhout / Pascal Borry, Attitudes of research participants and the general public towards genomic data sharing: a systematic literature review, in: Expert Review of Molecular Diagnostics 14, 2014, 1053–1065.

[45] Amy L. McGuire u. a., DNA data sharing: research participants› perspectives, in: Genetics in Medicine 10, 2008, 46–53.

Das Ideal der Kontrollierbarkeit bedarf zugleich der Flankierung durch weitere normative Erwägungen. Was ist damit konkret gemeint? Die bisherigen Datenschutzstandards sind insofern vorrangig input-orientiert, als sie zuerst an Bedingungen der Zuführung von Daten in Verarbeitungskontexte ansetzen: Nämlich der informierten Einwilligung, der Datensparsamkeit und der Zweckbindung. Ohne die Bedeutung solcher Bedingungen von der Hand zu weisen, legen die Durchdringung und koordinativen Rollen datengetriebener Methoden nahe, dass weiterer Bedarf nach Steuerung entsteht. Wie das Beispiel der BRCA1/2-Mutationen zeigt, könnten ungerechte Lücken in der Leistungserbringung entstehen oder sichtbar werden, *nachdem* das Individuum der Auswertung seiner Daten zugestimmt hat. Output-orientierte Steuerung datengetriebener Anwendungen[46] fokussiert daher explizit deren nachgelagerte Auswirkungen auf Freiheitsräume, Beteiligungs- und Teilhabemöglichkeiten. Eine so verstandene Output-Orientierung setzt dort an, wo die Verwirklichung individueller Vorstellung des guten Lebens, die Integration von Individuen in gemeinschaftliche Strukturen sowie der faktische Zugang zu Grundgütern gesellschaftlichen Lebens durch daten- und algorithmenbasierte Anwendungen beeinträchtigt werden. Wenn es einer Forschungsethik gelingt, auch im Hinblick auf solche Situationen zur Wahrung von Bedingungen des *Gerechten* durch die Einforderung teilhabebefähigender Ressourcen beizutragen, dann ist mit ihr ein Reflexionsprozess angestoßen, welcher der Nutzung vielversprechender datengetriebener Methoden vor dem Hintergrund einer *gemeinsamen* Welt den Weg bereiten könnte.

VI. Ausblick

Forschungsethik kann sich heutzutage der Berücksichtigung datengetriebener und algorithmenbasierter Anwendungen und der damit verbundenen Beschleunigung und Entgrenzung von Forschungsprozessen nicht enthalten. Die von uns verteidigte These lautet, dass die biomedizinische Forschung im Zeitalter von Big Data von einem spezifischen Spannungsverhältnis geprägt ist und eine sich diesen Entwicklungen bewusste Forschungsethik mindestens zwischen folgenden Polen entfaltet: Unsere Auffassungen des *Guten*, auf denen Forschungsprozesse immer schon aufsetzen, und unser Streben nach

---

[46] Dabrock (Anm. 36).

dem *Gerechten*, zu dessen Bestandteilen die gerechtfertigte, angemessene Verteilung von Gütern gehören.

Dazu haben wir auf motivationale Muster wie die Bereitschaft zur solidarischen Gabe hingewiesen und vorgeschlagen, sie als Möglichkeiten der Stärkung sozialer Strukturen zu begreifen, in deren Kontext Forschung eingebettet ist. Indem die datengetriebene Forschung strukturell auf der Bereitstellung von Daten durch Individuen basiert, bietet sie eine Plattform für neue Solidaritätsformen, in denen Datengeber einen Beitrag zum Allgemeinwohl und demjenigen *gemeinsamen* sozialen Rahmen leisten können, welcher Orientierungsgrößen wie dem des *Fakts* Bedeutung verleiht. Andererseits sind die skizzierten Umschlagsmomente solcher Gemeinschaftsformen im Blick zu behalten, welche zu Einschränkungen individueller Freiheitsgestaltung führen. Hier haben wir die Möglichkeit hervorgehoben, dass bestimme Bevölkerungsgruppen bei der Konzeption und Anwendung datengetriebener Methoden benachteiligt werden, Vulnerabilität exponiert und letztlich Solidarität sogar unterhöhlt wird, wenn Stratifizierung Kohäsion mindert.

Um die spezifischen Potenziale datengetriebener Forschung wirksam werden zu lassen, haben wir das Ideal der Kontrollierbarkeit von Datenströmen als Koppelungsfigur zur Vermittlung von Solidarität und Gerechtigkeit vorgeschlagen. Diese Koppelungsfigur ist dazu intendiert, sowohl die Bereitstellung und Zuführung von Daten in Forschungsanwendungen als Beiträge zum *Guten* zu ermöglichen, restriktive Formen von Datensouveränität zu erlauben und gleichzeitig Mittel und Wege bereitzustellen, möglichen Rückwirkungen auf die Erfordernisse des *Gerechten* Einhalt zu gebieten.

Diese Vorschläge zu multidimensionalen Ermöglichungsbedingungen *gemeinsamer* Forschung zielen nicht darauf ab, Spannung und Risiken final aufzulösen. Mechanismen der Bereitstellung von Daten werden sich ein Residuum an Prekarität und Vorläufigkeit bewahren. Dennoch ist eine responsiv fundierte Berücksichtigung der Erfahrungen und Einstellungen beteiligter Individuen unerlässlich für verantwortliche, nachhaltige und inklusive Gestaltungsprozesse.

II. Konkretionen

Melanie Werren

Gerechtigkeit im Kontext von prä- und postnataler genetischer Diagnostik und Behinderung

I. Ausgangslage

Genetische Untersuchungen gewinnen in der medizinischen Praxis und Forschung zunehmend an Bedeutung und werfen zahlreiche ethische Fragen auf. In diesem Beitrag werden Fragen bezüglich prä- und postnataler genetischer Diagnostik im Kontext von Behinderung behandelt, die das Thema Gerechtigkeit betreffen. Der Zugang zur Gerechtigkeit erfolgt v. a. über die Begriffe Gleichheit und Ungleichheit.

Zunächst wird der Begriff der Behinderung genauer umrissen. Das seit 2001 in Geltung stehende Klassifikationssystem der World Health Organization (WHO), die «International Classification of Functioning, Disability and Health» (ICF), verbindet die Wahrheitsmomente des medizinischen und soziologischen Modells von Behinderung. Auf der einen Seite stehen Körperfunktionen und -strukturen, in Bezug auf welche von Beeinträchtigungen («impairments») gesprochen wird; auf der anderen Seite ist von Behinderung («disability») die Rede, die erst entsteht, wenn Beeinträchtigungen zu mangelnden Partizipationsmöglichkeiten führen.[1] Dass sowohl körperliche Eigenschaften als auch Umgebungsbedingungen für Menschen mit Beeinträchtigungen belastend sind und dass ein Mensch sich gesund fühlen, aber zugleich von seiner Umgebung behindert werden kann, erscheint plausibel. Allerdings ist meines Erachtens in der Realität die trennscharfe Unterscheidung dieser beiden Begriffe unmöglich, da von einem Zusammenspiel dieser beiden Aspekte ausgegangen werden muss. Aus diesem Grund wird im Folgenden der

---

[1] World Health Organization (WHO), Towards a Common Language for Functioning, Disability and Health, Genf 2002, 8f., online abrufbar unter: www.who.int/classifications/icf/en/ (21.12.2018).

Begriff Behinderung verwendet, welcher sowohl Beeinträchtigungen als auch behindernde Umgebungsfaktoren beinhaltet.

Zwei Momentaufnahmen bilden den Ausgangspunkt für die anschliessende Untersuchung:

Momentaufnahme 1:
Schwangere haben in der Schweiz seit längerem die Möglichkeit eines pränatalen Screenings der Trisomien 21, 18 und 13 in Form eines Ersttrimestertests (ETT). Der ETT setzt sich aus einer Berechnung des Trisomie-Risikos anhand schwangerschaftsbedingter Faktoren (u. a. des Alters der Mutter), einer Nackentransparenzmessung mittels Ultraschall sowie der Bestimmung zweier biochemischer Marker zusammen. Mit dem ETT ist es möglich, bei einem Fötus das Risiko für eine Trisomie 21, 18 oder 13 zu berechnen. War das Risiko für eine Trisomie erhöht, konnten Schwangere bis 2012 nur durch eine Amniozentese (Fruchtwasseruntersuchung) oder eine Chorionzottenbiopsie (Biopsie der Plazenta) Gewissheit erlangen. Es handelt sich dabei um invasive Tests, die in rund 1 % der Fälle eine Fehlgeburt auslösen. Seit 2012 existieren nicht-invasive Pränataltests (NIPT), bei denen ab der 10. Schwangerschaftswoche ohne Risiko für den Fötus das fetale Genom (DNA) im mütterlichen Blut untersucht wird. Ist das Ergebnis positiv oder unklar, sollte dieses mittels der bereits erwähnten invasiven Verfahren abgeklärt werden, weil ein NIPT auch falsch-positive Ergebnisse anzeigen kann.[2] Die Kosten für eine Amniozentese sowie eine Chorionzottenbiopsie werden von der obligatorischen Krankenpflegeversicherung (OKP) übernommen. Das Eidgenössische Departement des Inneren entschied, dass die obligatorische Krankenpflegeversicherung seit Juli 2015 auch die Kosten für den ETT sowie – bei erhöhtem Risiko – für den NIPT übernimmt.[3]

---

[2]   Bundesamt für Gesundheit (BAG), Faktenblatt. Pränatal-Screening für Trisomie, online abrufbar unter: www.bag.admin.ch/bag/de/home/versicherungen/ krankenversicherung/krankenversicherung-leistungen-tarife/Analysenliste.html (21.12.2018); vgl. ebenso Nationale Ethikkommission im Bereich der Humanmedizin (NEK), Überlegungen zur ethischen Einschätzung des Nicht-Invasiven-Pränatal-Tests (NIPT). Stellungnahme Nr. 26, Bern 2017, 4: «Wichtig ist, dass es sich dabei um einen Test handelt, welcher Aussagen über die Wahrscheinlichkeit einer bestimmten Eigenschaft ermöglicht; hingegen bietet der NIPT keine diagnostischen Aussagen über die Beschaffenheit eines bestimmten Embryos oder Fötus.»

[3]   BAG (Anm. 2); vgl. auch Nadin Ochsenbein u. a., Expertenbrief No 52. Pränatale nicht-invasive Risikoabschätzung fetaler Aneuploidien, online abrufbar unter:

Momentaufnahme 2:
Ein Artikel in der Sonntagszeitung «Schweiz am Sonntag» vom 21. Dezember 2014 trug den Titel «Krankenkassen verweigern Test für behinderte Kinder»:

«In den Universitätsspitälern Bern, Basel, Lausanne und Genf sowie am Institut für Medizinische Genetik Zürich stapeln sich die Fälle von ‹Diskriminierung von Kindern mit Behinderung›, wie Ärzte bestätigen. Grund dafür: Hunderte von Familien hoffen derzeit für ihr behindertes Kind auf einen positiven Bescheid für einen Microarray-Test, eine Chromosomenuntersuchung, von den Krankenkassen. Meist vergeblich.»[4]

Ein Microarray-Test wird durchgeführt, wenn z. B. ein Kind mit bestimmten Behinderungen oder Fehlbildungen auf die Welt kommt. Eine Chromosomenuntersuchung kann auch sinnvoll sein, wenn Kinder eine intellektuelle Entwicklungsverzögerung, eine Epilepsie oder autistische Züge haben. Krankenkassen geben für ihre Ablehnung meist die Begründung an, dass es für eine Kostenübernahme nicht ausreicht, wenn ein Test in der Analysenliste aufgeführt wird. Der Test muss ebenfalls der Therapie dienen.[5] Jedoch erlaubt oft erst ein Test, eine klare Aussage darüber zu machen, ob therapeutische Interventionen sinnvoll sind. Eine Diagnose kann auch wichtig sein, um

---

—   www.sgg.ch/fileadmin/user_upload/20180411_52_Praenatale_nicht-invasive_ Risikoabschaetzung_fetaler_Aneuploidien_07032018.pdf (21.12.2018).

[4]   Fabienne Ricklin, Krankenkassen verweigern Test für behinderte Kinder, in: Schweiz am Sonntag 51, 21.12.2014, online abrufbar unter: www.stiftung-seltene-krankheiten.ch/view/data/977/Schweiz_am_Sonntag_21_12_14.pdf (21.12.2018).

[5]   Ricklin (Anm. 4). Vgl. ebenso Schweizerische Akademie der Medizinischen Wissenschaften (SAMW), Genetik im medizinischen Alltag. Ein Leitfaden für die Praxis, Muttenz ²2011, 24: «Nicht selten wird die Übernahme der Kosten von genetischen Analysen von den Krankenkassen infrage gestellt oder abgelehnt, obwohl es sich gemäss KLV [Krankenpflege-Leistungsverordnung] um Pflichtleistungen handelt. Dies geschieht mit der Begründung, dass das übergeordnete Prinzip der KLV, nämlich dass eine Leistung wirksam, wirtschaftlich und zweckmässig sein muss, nicht erfüllt sei, da eine genetische Testung keine therapeutischen Konsequenzen habe, solange der genetische Defekt nicht therapiert werden könne. Diese enge Auslegung der gesetzlichen Grundlagen durch die Krankenkassen stösst in der Ärzteschaft auf Unverständnis, da sie eine Diskriminierung von Patienten mit seltenen genetischen Erkrankungen zur Folge hat.»

Eltern darüber in Kenntnis zu setzen, ob bei weiteren Schwangerschaften ein Wiederholungsrisiko besteht.[6]

Die beiden eben geschilderten Momentaufnahmen zeigen Ungleichbehandlungen, die im Rahmen dieses Beitrags einer Reflexion unterzogen werden. In einem ersten Schritt werden die vorliegenden Ungleichbehandlungen eingehender erfasst (II.). In einem zweiten Schritt werden Fragen rund um die Themen Diskriminierung und Chancengleichheit behandelt (III.). Abschliessend erfolgen eine Zusammenfassung der wesentlichen Erkenntnisse und ein Ausblick (IV.).

II. Ungleichbehandlungen

Die beiden Momentaufnahmen decken prä- und postnatal eine ungleiche Praxis auf, die im Folgenden genauer eingeordnet wird.

1. Ungleiche Kostenübernahme

Schwangere und mit ihnen ihre Föten oder Embryos bekommen von der obligatorischen Krankenversicherung pränatale Tests – den ETT und bei erhöhtem Risiko den NIPT – erstattet. Damit haben grundsätzlich alle schwangeren Frauen mit einem erhöhten Risiko für Trisomien, unabhängig von ihren finanziellen Möglichkeiten, Zugang zur pränatalen genetischen Diagnostik. Zugleich wird Kindern, bei denen postnatal Beeinträchtigungen festgestellt werden, die Übernahme der Kosten für Microarray-Tests verweigert, so dass deren Eltern selbst dafür aufkommen müssen und die Untersuchung für Familien mit kleinem Budget nicht finanzierbar ist. Ein gleicher Zugang für alle ist damit nicht gegeben, und die postnatalen genetischen Tests kommen v. a. denjenigen zugute, die es sich leisten können.

2. Ungleiche Praxis bei gleichen Zielen

Die Begründung der Versicherer, die Kosten für Microarray-Tests nicht zu übernehmen, da sie kein therapeutisches Ziel verfolgen, liesse sich auch auf

---

[6] Ricklin (Anm. 4). Vgl. hierzu auch SAMW (Anm. 5), 16: «Liegt zum Beispiel die Situation vor, dass ein Ehepaar ein behindertes Kind hat, geht es meistens darum, eine korrekte Diagnose zu stellen, um damit eine Aussage über den Verlauf und die Entwicklung beim betroffenen Kind machen zu können und die Frage nach dem Wiederholungsrisiko bei weiteren Schwangerschaften klären zu können.»

pränatale genetische Tests hinsichtlich Trisomien übertragen, die ebenso primär auf eine Diagnose zielen und darauf zu fussen scheinen, «dass eine möglichst profunde Entscheidungsgrundlage bereitgestellt werden muss, solange ein Schwangerschaftsabbruch infrage kommt, während eine postnatale Diagnose zur Verbesserung der Behandlung eines geborenen Menschen nicht indiziert sei»[7]. Sowohl bei pränatalen als auch bei postnatalen genetischen Tests kann eine frühzeitige Auseinandersetzung mit der Krankheit oder Behinderung des Kindes für Eltern zentral sein.[8]

3. Ungleiche Verteilung der Beweislast

Die Beweislast für die Wirksamkeit, Zweckmässigkeit und Wirtschaftlichkeit einer genetischen Untersuchung liegt bei Eltern sowie Ärztinnen und Ärzten von Kindern mit Behinderungen. Diese Zuteilung der Beweislast wird von zwei Urteilen des Schweizerischen Bundesgerichts vom 18. April 2013 sowie vom 14. April 2015 bestätigt.[9] Die Sicherung der Diagnose, z. B. ob ein Turner-Syndrom vorliegt oder nicht, die der besseren Planbarkeit von Therapien, Fördermassnahmen und Konsequenzen für die Lebensplanung von Eltern und Kind dient, waren für die Richter in beiden Fällen nicht Grund genug, um eine Finanzierung der genetischen Tests durch die Krankenkassen zu begründen. Dieses unterschiedliche Vorgehen bezüglich der Beweislast bei genetischen Untersuchungen vor und nach der Geburt eines Kindes stellt eine nicht begründbare Ungleichbehandlung dar und ist daher als diskriminierend abzulehnen.

4. Ungleiche Verteilung von Wissen bzw. Nichtwissen

Während, wie bereits erwähnt, bei postnatalen genetischen Tests der Zugang der Eltern zu Wissen über die Diagnose ihres Kindes erschwert wird, stellt

---

[7]   Susanne Brauer u. a., Wissen können, dürfen, wollen? Genetische Untersuchungen während der Schwangerschaft, Zürich 2016, 301.

[8]   Brauer u. a. (Anm. 7), 272.

[9]   Schweizerisches Bundesgericht, BGE 9C_1011/2012, online abrufbar unter: www. bger.ch/ext/eurospider/live/de/php/aza/http/index.php?highlight_docid=aza%3A %2F%2F18–04–2013–9C_1011–2012&lang=de&type=show_document& zoom=YES& (21.12.2018); Schweizerisches Bundesgericht, BGE 9C_748/2014, online abrufbar unter: www.bger.ch/ext/eurospider/live/de/php/aza/http/index.php?highlight_ docid=aza%3A%2F%2F14–04–2015–9C_748–2014&lang=de&type=show_document &zoom =YES& (21.12.2018).

das Angebot der vorgeburtlichen Diagnostik für ein Paar, das sich ein gesundes Kind wünscht, «eine Erweiterung der Option zur Selbstbestimmung»[10] dar. Die Mutter hat das Recht, Wissen über ihren Fötus bzw. Embryo zu erlangen. Die Schweizerische Akademie der Medizinischen Wissenschaften (SAMW) weist in diesem Kontext aufgrund der fehlenden Invasivität und Aussichten auf ein beruhigendes Resultat auch auf die Gefahr einer unreflektierten Einwilligung in den Test hin.[11] Im Falle eines hohen Risikos oder der Gewissheit einer Trisomie muss unter hohem Zeitdruck und emotionaler Belastung eine Entscheidung gefällt werden.[12] Es muss möglich sein, dass sich eine Frau überlegt für oder gegen eine genetische Untersuchung entscheiden und damit auf das entsprechende Wissen verzichten kann. Es darf ihr nicht der Eindruck vermittelt werden, dass solche Untersuchungen zum Standardprogramm einer Schwangerschaftsbetreuung gehören und sie verantwortungslos handelt, wenn sie nicht von diesen Gebrauch macht.[13]

Mit der Begründung, dass eine postnatale genetische Untersuchung einen therapeutischen Zweck haben muss, wird dem entsprechenden Kind ein Recht auf Privatheit eingeräumt. Am geborenen Kind darf also weniger untersucht werden als am Fötus bzw. Embryo. Damit stellt sich die Anschlussfrage, ob nicht auch ein Fötus oder Embryo ein Recht auf «sein Inkognito»[14] haben darf.[15]

III. Zwischen Diskriminierung und Chancengleichheit

Gemäss der UN-Menschenrechtskonvention über die Rechte von Menschen mit Behinderungen von 2006, die von der Schweiz am 15. Mai 2014 ratifiziert wurde, bedeutet Diskriminierung aufgrund von Behinderung «jede Unterscheidung, Ausschliessung oder Beschränkung aufgrund von Behinderung,

---

[10] Schweizerische Akademie der Medizinischen Wissenschaften (SAMW), Pränatales Screening auf Trisomie 21: Einsatz des Praena-Tests, in: Schweizerische Ärztezeitung 93, 2012, 48.

[11] SAMW (Anm. 10), 48.

[12] SAMW (Anm. 10), 48.

[13] Brauer u. a. (Anm. 7), 306.

[14] Anna Lübbe, Das Problem der Behindertenselektion bei der pränatalen Diagnostik und der Präimplantationsdiagnostik, in: Ethik in der Medizin 15, 2003, 203–220 (216).

[15] Brauer u. a. (Anm. 7), 284.

die zum Ziel oder zur Folge hat, dass das auf die Gleichberechtigung mit anderen gegründete Anerkennen, Geniessen oder Ausüben aller Menschenrechte und Grundfreiheiten im politischen, wirtschaftlichen, sozialen, kulturellen, bürgerlichen oder jedem anderen Bereich beeinträchtigt oder vereitelt wird»[16]. Sie schliesst alle Formen von Diskriminierung, inklusive der «Versagung angemessener Vorkehrungen» ein. Unter «angemessenen Vorkehrungen» werden verstanden «notwendige und geeignete Änderungen und Anpassungen, die keine unverhältnismässige oder unbillige Belastung darstellen und die, wenn sie in einem bestimmten Fall erforderlich sind, vorgenommen werden, um zu gewährleisten, dass Menschen mit Behinderungen gleichberechtigt mit anderen alle Menschenrechte und Grundfreiheiten geniessen oder ausüben können»[17]. Wo lassen sich nun im Kontext der beiden Momentaufnahmen «Unterscheidungen, Ausschliessungen oder Beschränkungen aufgrund von Behinderung» ausmachen? Um dieser Frage auf den Grund zu gehen, wird in diesem Beitrag das auf Anna Lübbe zurückgehende Verständnis von Diskriminierung als «ungerechtfertigte Ungleichbehandlung»[18] weiterverfolgt, da es sich unmittelbar an die im letzten Kapitel erhobenen Ungleichbehandlungen anschliesst. Die prä- und die postnatalen genetischen Tests werden hierzu einzeln betrachtet.

Bei den *pränatalen genetischen Tests* liegt der Fokus auf «bestimmten genetischen Merkmalen»:

> «Jede schwangere Frau respektive jedes Paar ist darüber aufzuklären, dass die Durchführung eines vorgeburtlichen genetischen Screenings in der Regel keine Vorsorgeuntersuchung zum Wohl des Kindes ist, sondern einer Auswahlentscheidung zur Verhinderung eines Kindes mit bestimmten genetischen Merkmalen dient.»[19]

Weshalb gerade diese genetischen Eigenschaften untersucht werden und andere nicht, muss an dieser Stelle gefragt werden, da mit dieser Auswahl eine Wertung vorgenommen wird. Wenn diese Auswahl Ausdruck eines negativen Werturteils diesen Menschen gegenüber ist, so die als Expressionsargument bezeichnete Annahme, besteht eine Diskriminierung der Trägerinnen

---

[16] Schweizerische Eidgenossenschaft, UN-Übereinkommen über die Rechte von Menschen mit Behinderungen, in Kraft getreten für die Schweiz am 15. Mai 2014, online abrufbar unter: www.admin.ch/opc/de/classified-compilation/20122488/index.html (21.12.2018), Art. 2.

[17] Schweizerische Eidgenossenschaft (Anm. 16), Art. 2.

[18] Lübbe (Anm. 14), 204.

[19] SAMW (Anm. 10), 48.

und Träger dieser Eigenschaften.[20] Im revidierten Bundesgesetz für genetische Untersuchungen beim Menschen (GUMG), welches am 15. Juni 2018 vom Parlament verabschiedet wurde, dürfen in pränatalen genetischen Untersuchungen auf der einen Seite nur noch Eigenschaften untersucht werden, «welche die Gesundheit des Embryos oder des Fötus direkt beeinträchtigen»[21]. Wie jedoch der Begriff «direkt» interpretiert wird und ob er sich auf genetisch bedingte Behinderungen und Erkrankungen bezieht, was als ein Vorgriff auf die Selbstwahrnehmung und Selbstbeurteilung Betroffener und somit als diskriminierend verstanden werden kann, bleibt unklar.[22] Nach Art. 17 des GUMG dürfen auf der anderen Seite Eltern erst nach Ablauf der 12. Schwangerschaftswoche das Geschlecht ihres Kindes erfahren.[23] Damit schützt der Gesetzgeber einerseits menschliches Leben mit bestimmten Merkmalen (weibliches Geschlecht) und nimmt andererseits menschliches Leben mit anderen Merkmalen (Trisomien) von diesem Schutz aus.[24] Die hier gesetzlich verankerte Möglichkeit der pränatalen Tests, Trisomien systematisch auszuschliessen, wird von vielen Betroffenen und ihren Angehörigen als Bedrohung erlebt, weshalb der rechtlich gewährleistete Schutz von Menschen mit genetischen Auffälligkeiten erhalten und weiter ausgebaut werden muss.[25]

In Bezug auf die *postnatalen genetischen Diagnoseverfahren* stellt, wie bereits im letzten Kapitel erwähnt, die dort erhobene unterschiedliche Handhabung bei der Beweislast eine nicht begründbare Ungleichbehandlung dar, die als diskriminierend abzulehnen ist. Ausserdem zeigt sich, dass Eltern von Kindern mit Behinderungen auf Hindernisse treffen, die ihnen das gemeinsame Leben erschweren. Nicht von ungefähr wird von Eltern, die ein Kind mit Behinderung abtreiben lassen, oft als Grund angegeben, dass ein solches Kind für sie eine grössere psychische, zeitliche oder finanzielle Belastung darstellt als ein gesundes Kind und dass sie diese nicht tragen wollen oder können.[26]

---

[20] NEK (Anm. 2), 10.
[21] Schweizerische Eidgenossenschaft, Bundesgesetz über genetische Untersuchungen beim Menschen (GUMG), vom 15. Juni 2018, online abrufbar unter: www.bag. admin.ch/bag/de/home/medizin-und-forschung/genetische-untersuchungen/ aktuelle-rechtsetzungsprojekte1.html (21.12.2018).
[22] NEK (Anm. 2), 14. Vgl. hierzu auch Schweizerische Eidgenossenschaft (Anm. 21), Art. 4: «Niemand darf wegen seines Erbguts diskriminiert werden.»
[23] Schweizerische Eidgenossenschaft (Anm. 21), Art. 17, Abs. 2.
[24] NEK (Anm. 2), 13.
[25] SAMW (Anm. 10), 48.
[26] Lübbe (Anm. 14), 204.

Jedoch ist im vorliegenden Beispiel die Eigenschaft, eine Last zu sein, nicht nur Folge der Besonderheit des Kindes, sondern auch der gesellschaftlichen Verhältnisse:

> «Je behindertenfeindlicher die Gesellschaft, je weniger rollstuhlgerechte Gebäude, je weniger Personen, die die Taubstummensprache beherrschen, je grösser der Leistungsdruck auf dem Arbeitsmarkt, und so fort, desto grösser sei die Last, die es bedeute, ein behindertes Kind zu haben.»[27]

Es muss also im Kontext von pränataler und postnataler genetischer Diagnostik auch darum gehen, die Chancengleichheit von Menschen mit Behinderungen zu fördern und geltende gesellschaftliche Werte infrage zu stellen. Tom L. Beauchamp und James F. Childress verweisen in ihrem Werk «Principles of Biomedical Ethics» im Zusammenhang der fairen Chancenverteilung auf die auf John Rawls zurückgehende Vorstellung von «gesellschaftlichen und natürlichen Zufälligkeiten»[28] und sprechen von der «natürlichen Lotterie» und der «sozialen Lotterie». Die «natürliche Lotterie» bezieht sich auf die Verteilung von sich vor- oder nachteilhaft auswirkenden genetischen Eigenschaften, die «soziale Lotterie» auf soziale Bedingungen, wie z. B. auf den Familienbesitz oder den Zugang zu Bildung. Weil Ungleichheiten der Geburt und der natürlichen Gaben unverdient sind und sich aus der Lotterie des Lebens ergeben, verlangt das «Ausgleichsprinzip»[29], dass unverdiente Ungleichheiten ausgeglichen werden.[30] In Bezug auf postnatale genetische Diagnosemöglichkeiten könnte das heissen, dass im Sinne der Chancengleichheit auch der Zugang für Familien mit geringen finanziellen Möglichkeiten ermöglicht wird. Allerdings besteht eine Gefahr dieses Ausgleichsprinzips darin, dass nicht klar ist, in welchem Ausmass dieser Ausgleich erfolgen soll.[31] Hinsichtlich pränataler genetischer Tests stellt sich die Anschlussfrage, ob diese Diagnosemöglichkeiten nicht die «natürliche Lotterie» aushebeln, die zugleich Voraussetzung für den Ausgleich von Ungleichheiten darstellt. Das Szenario

---

[27] Lübbe (Anm. 14), 206.

[28] John Rawls, Eine Theorie der Gerechtigkeit, Frankfurt a. M. 71993, 95. Vgl. auch John Rawls, A Theorie of Justice, Cambridge / London 1971, 75, wo von «their social fortune or their luck in the natural lottery» die Rede ist.

[29] Rawls (Anm. 28), 121.

[30] Tom L. Beauchamp / James F. Childress, Principles of Biomedical Ethics, New York / Oxford 72013, 263f.

[31] Vgl. hierzu Beauchamp / Childress (Anm. 30), 264: «Of course, at some point the process of reducing inequalities created by life's lotteries must stop.»

wird vorstellbar, dass Krankenkassen bestimmte Leistungen nicht mehr übernehmen, weil Eltern die pränatalen genetischen Tests unterliessen oder sich
trotz des Wissens über eine Beeinträchtigung ihres Kindes gegen einen
Schwangerschaftsabbruch entschieden.[32]

IV. Gerechtigkeit ist nicht genug

Die Auseinandersetzung mit den beiden Momentaufnahmen bzw. die Gegen-
überstellung von prä- und postnatalen genetischen Diagnosemöglichkeiten
hat Ungleichheiten in Bezug auf die Finanzierung, die Praxis, die Beweislast
und das Wissen ergeben, die z. T. ungerechtfertigt sind und auf diskriminierende Mechanismen hinweisen.

Bei der Bearbeitung der Fragestellung geht es nicht nur um Entscheidungen und Situationen von Eltern, die unmittelbar Auswirkungen auf ihre Föten
bzw. Embryos oder Kinder haben, sondern auch um die gesellschaftliche Bewertung dieser Entscheidungen und Situationen. Beide Ebenen beeinflussen
sich gegenseitig und müssen bei einer Auseinandersetzung mit der Frage
gleichermassen berücksichtigt werden.

In diesem Beitrag wurden die beiden Momentaufnahmen nur hinsichtlich
ihrer Folgen für das Thema Gerechtigkeit betrachtet. Selbstverständlich
würde eine Zusammenschau mit den drei weiteren Prinzipien der biomedizinischen Ethik, «Respekt vor der Autonomie», «Gutes tun» und «nicht schaden», ein umfassenderes Bild ergeben und zu anderen Gewichtungen führen.[33] Auch wurden Überlegungen zur elterlichen Liebe ausgeklammert. Der
Wunsch der Eltern, ein gesundes Kind zu haben und einem Fötus bzw. Embryo oder Kind die bestmöglichen genetischen Untersuchungen und damit Behandlungen zukommen zu lassen, kann auch als Ausdruck ihrer Liebe gele-
sen werden und ist deshalb zunächst einmal keine Frage der Gerechtigkeit.
Das Thema Gerechtigkeit drängt sich erst auf, wenn diskriminierende Rahmenbedingungen oder ungerechtfertigte Ungleichbehandlungen auftreten.

---

[32]   Klaas Huizing, Scham und Ehre, Gütersloh 2016, 330.
[33]   Beauchamp / Childress (Anm. 30), 12f.

Franziska Zúñiga

Rationierung in der Alterspflege – Konzeptualisierung und Erkenntnisse aus der SHURP-Studie

I. Einleitung

Ressourcen in der Alterspflege sind knapp und Pflegeheime stehen unter dem Druck, mit engen Kostenvorgaben kontinuierlich adäquate Pflege- und Versorgungsqualität anzubieten. Bei Mittelknappheit im Gesundheitswesen gibt es grundsätzlich drei Lösungswege: Erstens die Mittel zu erhöhen, zweitens die Effizienz zu steigern oder drittens die Leistungen zu begrenzen.[1] Beim letzten Punkt spricht man von Rationierung, die von der Schweizerischen Akademie für medizinische Wissenschaften (SAMW) definiert wird als «implizite oder explizite Mechanismen, die dazu führen, dass einer Person eine nützliche Leistung im Rahmen der Gesundheitsversorgung nicht zur Verfügung steht»[2]. Während bei einer expliziten Rationierung die Kriterien, anhand derer die Leistung begrenzt wird, öffentlich bekannt und die Entscheidungsträger benannt sind, geschieht eine implizite Rationierung auf der Ebene des Gesundheitspersonals im Alltag, ohne dass dies den Bewohnern und Bewohnerinnen immer bewusst ist.[3]

Bewohnerinnen und Bewohner in Pflegeheimen beziehen sowohl Pflege- wie Betreuungsleistungen, die von impliziter Rationierung betroffen werden können: Pflegeleistungen sind in der Krankenpflege-Leistungsverordnung (KLV) geregelt und sind mit der obligatorischen Krankenversicherung

---

[1] Georg Marckmann, Kann Rationierung im Gesundheitswesen ethisch vertretbar sein?, in: GGW 10, 2010, 8–15.

[2] Schweizerische Akademie der Medizinischen Wissenschaften SAMW (Hg.), Rationierung im Schweizer Gesundheitswesen: Einschätzung und Empfehlungen, Basel 2007, 9.

[3] Elke Mack, Rationierung im Gesundheitswesen – ein wirtschafts- und sozialethisches Problem, in: Ethik in der Medizin 13, 2001, 17–32.

abgedeckt. Dazu gehören Massnahmen der Abklärung, Beratung und Koordination (z. B. Abklärung des Pflegebedarfs, Beratung der Bewohner und Bewohnerinnen und Koordination mit spezialisierten Pflegefachpersonen), Massnahmen der Untersuchung und der Behandlung (z. B. Vitalzeichen, Laborentnahmen, Atemtherapie, Wundversorgung), sowie Massnahmen der Grundpflege (z. B. Mobilisieren, Körperpflege, siehe KLV Art. 7a–c). Pflegeheime sind jedoch oft der letzte Wohnort für die Bewohnerinnen und Bewohner und es geht nicht nur um ihre medizinische Gesundheit und die Unterstützung bei grundlegenden Aktivitäten des täglichen Lebens, sondern auch darum, sie auf ihrem letzten Lebensabschnitt zu begleiten und ihnen eine bestmögliche Lebensqualität zu ermöglichen. Dementsprechend gehören zum Angebot eines Pflegeheims ebenso Betreuungsleistungen mit der Sorge um das emotionale, mentale, soziale, spirituelle und verhaltensbezogene Wohlbefinden der Bewohner und Bewohnerinnen.[4] Zu diesen Leistungen gehören z. B. das Aktivierungsangebot, die Alltagsgestaltung, gesellschaftliche Anlässe oder Begleitung.

II. Konzeptuelle Einbettung der impliziten Rationierung

Wenn die Pflege- und Betreuungspersonen im Alltag mit knappen Ressourcen konfrontiert sind – sei es Zeit, Material oder Personal –, stehen sie vor der Herausforderung, ihre Tätigkeiten zu priorisieren. Dies hat zur Folge, dass sie notwendige Tätigkeiten weglassen, herauszögern und später oder nur teilweise ausführen. Diese Rationierungstätigkeiten werden meist ohne vorherige Absprachen mit den Bewohnerinnen und Bewohner umgesetzt; die Pflegenden entscheiden jeweils in der aktuellen Situation, welche Tätigkeit sie nun priorisieren, sei es alleine oder in Absprache mit dem Pflegeteam. In der Literatur finden sich verschiedene Konzepte, mit denen dieses Vorgehen beschrieben wird: während implizite Rationierung aus der Diskussion um die Verknappung der Ressourcen gewachsen ist,[5] stammen Begriffe wie *nursing care left undone, missed care* oder *omitted care* aus der Forschung rund um die

---

4   CURAVIVA Schweiz, Lebensqualitätskonzeption für Menschen mit Unterstützungsbedarf, Bern 2014.
5   Maria Schubert u. a., Validation of the Basel Extent of Rationing of Nursing Care instrument, in: Nursing Research 56, 2007, 416–424.

Patientensicherheit.[6] Bei den Letzteren geht es darum, dass durch das Weglassen von notwendigen Tätigkeiten die Patientinnen und Patienten dem Risiko von Schaden ausgesetzt werden, d. h. der Fokus liegt nicht auf dem zugrunde liegenden Mechanismus, der zur Priorisierung von Tätigkeiten führt, sondern auf deren Bedeutung für die Patienten und Patientinnen. Alle Formen werden zunehmend in der Literatur unter dem Begriff *unfinished nursing care* zusammengefasst.[7]

III. Erkenntnisse aus der Spitalforschung

Unfinished nursing care wurde bereits mehrfach im Spitalbereich untersucht. Mit der in 12 europäischen Ländern durchgeführten RN4CAST Studie sind internationale Vergleiche möglich in Bezug auf Pflegetätigkeiten, die unter Zeitdruck weggelassen werden.[8] Es zeigte sich, dass Pflegefachpersonen in der Schweizer Akutpflege vergleichsweise wenige Tätigkeiten weglassen. Hohe Werte zeigen sich beim Trösten oder Sprechen mit Patientinnen und Patienten (42 % rapportieren, dies oft oder manchmal weggelassen zu haben in den letzten 7 Tagen), beim Erstellen oder Aktualisieren einer Pflegeplanung (38 %), in der Patientenedukation (31 %) und der Mundhygiene (24 %).[9]

Gemäss einem von Dietmar Ausserhofer und Kollegen[10] beschriebenen Modell tragen verschiedene Faktoren zur impliziten Rationierung der Pflege

---

[6] Dietmar Ausserhofer u. a., Prevalence, patterns and predictors of nursing care left undone in European hospitals: Results from the multicountry cross-sectional RN4CAST study, in: BMJ Quality & Safety 23, 2010, 126; Beatrice J. Kalisch / Gay L. Landstrom / Ada Sue Hinshaw, Missed nursing care: A concept analysis, in: Journal of Advanced Nursing 65, 2009, 1509–1517.

[7] Terry L. Jones / Patti Hamilton / Nicole Murry, Unfinished nursing care, missed care, and implicitly rationed care: State of the science review, in: International Journal of Nursing Studies 52, 2015, 1121–1137.

[8] Ausserhofer u. a. (Anm. 6); Maria Schubert u. a., Levels and correlates of implicit rationing of nursing care in Swiss acute care hospitals – a cross sectional study, in: International Journal of Nursing Studies 50, 2013, 230–239; Britta Zander u. a., Implizite Rationierung von Pflegeleistungen in deutschen Akutkrankenhäusern – Ergebnisse der internationalen Pflegestudie RN4CAST, in: Gesundheitswesen 76, 2014, 727–734.

[9] Ausserhofer u. a. (Anm. 6).

[10] Ausserhofer u. a. (Anm. 6).

bei: Organisationsfaktoren, Eigenschaften der Patienten und Patientinnen und Eigenschaften des Personals. So zeigt sich im Spitalbereich, dass in Bezug auf die Organisationsfaktoren auf grösseren Abteilungen mit weniger Übersicht mehr rationiert wird, wenn mehr Patientinnen und Patienten pro Pflegefachperson eingeteilt sind, Assistenzpersonal fehlt, das Pflegefachpersonal mehr nicht-pflegebezogene Aktivitäten durchführen muss, wenn es zu plötzlich hohem Arbeitsanfall kommt und bei schlechter Arbeitsumgebungsqualität wie z. B. schlechter Führung, ungenügender Zusammenarbeit, mangelnder Kommunikation oder schlechtem Sicherheitsklima.[11] Bezüglich der Eigenschaften der Patienten und Patientinnen ist bekannt, dass sie in Akutsituationen priorisiert werden, während bei solchen in weniger akuten Situationen mehr Tätigkeiten rationiert werden.[12] Bezüglich des Pflegepersonals liessen sich bisher keine klaren Muster erkennen, dass Rationierung mit z. B. Alter, Geschlecht, Berufserfahrung oder Ausbildungshintergrund zusammenhängt.

Aus dem Spitalbereich ist ebenfalls bekannt, dass implizite Rationierung Auswirkungen sowohl auf die Patientinnen und Patienten als auch auf das Personal hat. So zeigen Spitäler mit einen hohen Niveau an Rationierung signifikant höhere Mortalitätsraten der Patienten und Patientinnen.[13] Patientinnen und Patienten in Spitälern mit höheren Rationierungsraten zeigen mehr Stürze, nosokomiale Infektionen, Dekubiti und kritische Ereignisse und sie

---

[11]   Jane E. Ball u. a., ‹Care left undone› during nursing shifts: Associations with workload and perceived quality of care, in: BMJ Quality & Safety 23, 2014, 116–125; Rose Chapman u. a., Impact of teamwork on missed care in four Australian hospitals, in: Journal of Clinical Nursing 26, 2017, 170–181; Jones / Hamilton / Murry (Anm. 7); Beatrice J. Kalisch / Kyung Hee Lee, Missed nursing care: Magnet versus non-Magnet hospitals, in: Nursing Outlook 60, 2012, e32-e39; Evridiki Papastavrou / Panayiota Andreou / Georgios Efstathiou, Rationing of nursing care and nurse–patient outcomes: A systematic review of quantitative studies, in: The International Journal of Health Planning and Management 29, 2013, 3–25; Evridiki Papastavrou u. a., Rationing of nursing care within professional environmental constraints: A correlational study, in: Clinical Nursing Research 23, 2013, 314–335.

[12]   Beatrice J. Kalisch / Kate Gosselin / Seung Hee Choi, A comparison of patient care units with high versus low levels of missed nursing care, in: Health Care Management Review 37, 2012, 320–328.

[13]   Maria Schubert u. a., Associations between rationing of nursing care and inpatient mortality in Swiss hospitals, in: International Journal for Quality in Health Care 24, 2012, 230–238.

äussern eine geringere Patientenzufriedenheit.[14] Für das Personal ist Rationierung belastend und mit Schuld- und Schamgefühlen verbunden.[15] Bei höheren Rationierungsraten ist das Pflegepersonal eher unzufrieden und beabsichtigt zu kündigen.[16] Zudem lässt sich mehr Absentismus und vermehrte Überzeit feststellen, wenn rationiert wird.[17] Das Thema der Auswirkungen auf das Personal wird in diesem Beitrag nicht weiterverfolgt.

IV. Die SHURP-Studie

Mit der Swiss Nursing Home Human Resources Studie (SHURP), die 2012–2013 am Institut für Pflegewissenschaft (INS) der Universität Basel durchgeführt worden ist, wurde die implizite Rationierung zum ersten Mal in Schweizer Pflegeheimen gemessen. Dabei interessierten vier Fragestellungen:

1) Welche Pflege- und Betreuungsmassnahmen werden in Schweizer Pflegeinstitutionen wie häufig implizit rationiert?
2) Besteht ein Zusammenhang zwischen Eigenschaften des Personals und dem Ausmass der impliziten Rationierung?
3) Gibt es einen Zusammenhang zwischen Organisationsfaktoren und impliziter Rationierung?
4) Gibt es einen Zusammenhang zwischen impliziter Rationierung, Organisationsfaktoren und der vom Pflegepersonal wahrgenommenen Pflegequalität?

Die SHURP-Studie war eine multizentrische Querschnittstudie in 163 Pflegeheimen der ganzen Schweiz. Die Stichprobe basierte auf einer Zufallsauswahl

---

[14] Papastavrou / Andreou / Efstathiou (Anm. 11).

[15] Colleen Varcoe / Patricia Rodney, Constrained agency: The social structure of nurses› work, in: Françoise Baylis u. a. (Hg.), Health Care Ethics in Canada, Toronto 2012, 97–114; Stavros Vryonides u. a., The ethical dimension of nursing care rationing: A thematic synthesis of qualitative studies, in: Nursing Ethics 22, 2015, 881–900.

[16] Jones / Hamilton / Murry (Anm. 7); Papastavrou / Andreou / Efstathiou (Anm. 11).

[17] Eunhee Cho u. a., Nurse staffing level and overtime associated with patient safety, quality of care, and care left undone in hospitals: A cross-sectional study, in: International Journal of Nursing Studies 60, 2016, 263–271; Beatrice J. Kalisch u. a., Hospital variation in missed nursing care, in: Am J Med Qual 26, 2011, 291–299.

aus allen Schweizer Pflegeheimen mit 20 und mehr Betten und war stratifi-
ziert nach Sprachregion (Deutschschweiz, Romandie, Tessin) und Heim-
grösse (klein: 20–49 Betten, mittel: 50–99 Betten, gross: 100 und mehr Betten),
damit die Heime gleichmässig repräsentiert waren. Die Datenerhebung ge-
schah mit Fragebogen für das Pflege- und Betreuungspersonal aller Ausbil-
dungsstufen und fand von Mai 2012 bis April 2013 statt. Zusätzlich wurden
Angaben zu Organisationscharakteristika auf der Betriebs- und Abteilungs-
ebene mithilfe von Fragebögen für die Heim- oder Pflegedienstleitung, resp.
für die Abteilungsleitung gesammelt. Es nahmen insgesamt ca. 5 300 Pflege-
und Betreuungspersonen an der Befragung teil, die direkt in der Pflege und
Betreuung der Bewohnerinnen und Bewohner engagiert waren. Die Rück-
laufquote betrug 76 %.

V. Die Häufigkeit von impliziter Rationierung

Die Erhebung zur Rationierung wurde mit dem BERNCA Fragebogen (Basel
Extent of Rationing Nursing Care) durchgeführt. Dieser wurde ursprünglich
von Maria Schubert und Kollegen[18] für den Spitalbereich entwickelt und im
Rahmen von SHURP an das Pflegeheimsetting angepasst.[19] Neben Anpassungen von einzelnen Worten (z. B. Bewohnerinnen statt Patientinnen) wurden
einzelne Items nicht verwendet, die sehr spitalspezifisch waren; dafür wurden drei Items ergänzt, die Betreuungsleistungen im Pflegeheim abdecken
(siehe Items 17 bis 19 in Tabelle 1). Insgesamt hat die Pflegeheimversion von
BERNCA 19 Items, die vier Themengebiete abdecken: A) Rationierung von
Aktivitäten des täglichen Lebens (ADL), B) Rationierung von Caring, Rehabi-
litations- und Überwachungstätigkeiten, C) Rationierung der Dokumentation
und D) Rationierung von sozialen Aktivitäten. Die Häufigkeit der impliziten
Rationierung in Schweizer Pflegeheimen ist in Tabelle 1 dargestellt.

---

[18] Schubert u. a. (Anm. 5).

[19] Franziska Zúñiga u. a., Evidence on the validity and reliability of the German,
French and Italian nursing home version of the Basel Extent of Rationing of
Nursing Care instrument, in: Journal of Advanced Nursing 72, 2016, 1948–1963.

Tabelle 1: Häufigkeit der impliziten Rationierung in der SHURP-Studie

[a] Prozentualer Anteil der Antworten unter «manchmal» oder «oft» im Verhältnis zu allen gültigen Antworten

	% zustimmende Antworten[a]
Wie oft ist es in Ihren letzten 7 Arbeitstagen vorgekommen ...	
A. Aktivitäten des täglichen Lebens	
1. dass Sie bei Bewohner/innen eine Ganz- oder Teilwäsche und/oder Hautpflege nicht durchführen konnten?	14.2 %
2. dass Sie bei Bewohner/innen eine Mund- und oder Zahnpflege nicht durchführen konnten?	12.7 %
3. dass Sie Bewohner/innen, die nicht selber essen konnten, beim Essen nicht unterstützen/helfen konnten?	5.6 %
4. dass Sie Bewohner/innen, die nicht selber trinken konnten, beim Trinken nicht unterstützen/helfen konnten?	6.1 %
5. dass Sie Bewohner/innen, die eingeschränkt mobil oder immobil waren, nicht mobilisieren oder lagern konnten?	7.7 %
B. Caring, Rehabilitations- und Überwachungstätigkeiten	
6. dass Sie Bewohner/innen länger als 30 Minuten in ihrem Urin oder Stuhlgang liegen/sitzen lassen mussten?	6.1 %
7. dass Sie Bewohner/innen keinen emotionalen Beistand anbieten konnten, z. B. im Umgang mit Unsicherheit und Angst, dem Gefühl von Abhängigkeit?	21.9 %
8. dass Sie mit Bewohner/innen oder Angehörigen ein Gespräch nicht führen konnten?	16.9 %
9. dass Sie bei Bewohner/innen ein Toilettentraining/Kontinenztraining nicht durchführen konnten und die Bewohner/innen deswegen in den Inkontinenzeinlagen («Pampers») Wasser lösen mussten?	14.8 %
10. dass Sie bei Bewohner/innen die aktivierende Pflege nicht durchführen konnten, mit der Bewohner/innen in ihrer Selbstständigkeit gefördert wurden (z. B. Gehtraining, selber waschen, ankleiden)?	24.4 %
11. dass Sie Bewohner/innen nicht so häufig überwachen/kontrollieren konnten, wie es aus Ihrer Sicht notwendig gewesen wäre (z. B. herumirrende oder sterbende Bewohner/innen)?	18.7 %

	% zustimmende Antworten[a]
12. dass Sie verwirrte oder kognitiv beeinträchtige Bewohner/innen nicht genügend beaufsichtigen konnten und deshalb freiheitsbeschränkende Massnahmen angewendet wurden und/oder beruhigende Medikamente verabreicht wurden?	19.0 %
13. dass Sie Bewohner/innen, die geläutet haben, mehr als 5 Minuten haben warten lassen müssen?	33.8 %
C. Dokumentation	
14. dass Sie bei Schichtantritt keine Zeit hatten, sich in der Pflegedokumentation über die Bewohnersituation genügend zu informieren?	35.4 %
15. dass Sie bei Bewohner/innen eine Pflegeplanung nicht erstellen oder aktualisieren konnten?	32.1 %
16. dass Sie die bei Bewohner/innen durchgeführte Pflege nicht genügend dokumentieren konnten?	31.3 %
D. Sozio-kulturelle Aktivitäten	
Wie oft ist es im letzten Monat während Ihrer Arbeitstage vorgekommen ...	
17. dass Sie mit einzelnen Bewohner/innen eine geplante individuelle Aktivität nicht durchführen konnten (z. B. Spaziergang, Begleitung beim Einkaufen)?	29.2 %
18. dass Sie mit mehreren Bewohner/innen eine geplante Gruppenaktivität nicht durchführen konnten (z. B. gemeinsames Kochen, Ausflug)?	16.6 %
19. dass Sie eine kulturelle Aktivität für Bewohner/innen nicht durchführen konnten, bei dem die Bewohner/innen einen Kontakt zu der Welt ausserhalb des Heims gehabt hätten (z. B. Stadtbesuch, Anlass mit Kindern)?	15.9 %

Über alle erfragten Tätigkeiten hinweg zeigte sich, dass mindestens zwei Drittel der Pflegenden nie oder selten rationieren. Am häufigsten weggelassen wird bei fehlenden Ressourcen das Einlesen bei Schichtbeginn und die Dokumentation von Tätigkeiten; Bewohnerinnen und Bewohner werden häufiger mehr als 5 Minuten warten gelassen, wenn sie klingeln, und es werden individuelle Aktivitäten mit Bewohnern und Bewohnerinnen gestrichen, ebenso wie aktivierende Pflege und emotionale Unterstützung. Hingegen werden die

Unterstützung beim Essen und Trinken, das Mobilisieren und die Pflege nach Wasserlösen und Stuhlgang kaum rationiert.[20] Im Vergleich zu einer Erhebung in Schweizer Spitälern im Rahmen der RN4CAST Studie zeigt sich, dass in Spitälern deutlich häufiger rationiert wird als in Pflegeheimen.[21] So wurde in Spitälern die Unterstützung beim Essen von 15 % der Befragten manchmal oder oft weggelassen im Vergleich zu nur 6 % in Pflegeheimen, der emotionale Beistand von 40 % (vs. 22 %), und die aktivierende Pflege von 28 % (vs. 24 %). Einzig bei der Dokumentation fand sich eine Umkehr der Situation, wo nur 24 % der Befragten in Spitälern das Einlesen bei Schichtantritt manchmal oder oft wegliessen, vs. 35 % im Pflegeheim. Dies erklärt sich unter anderem dadurch, dass Bewohnerinnen und Bewohner im Pflegeheim in stabileren Situationen sind und weniger akute Veränderungen erwartet werden. Das fehlende Einlesen kann dennoch zum Verpassen von wichtigen Änderungen oder Ereignissen führen.

Die Erhebung zeigt, dass in Schweizer Pflegeheimen Rationierung insgesamt noch selten vorkommt. Es zeigen sich jedoch grosse Schwankungen unter den Betrieben: während es Pflegeheime gab, in denen 0 % der Pflegenden angeben, eine der angegebenen Aktivitäten zu rationieren, gab es Pflegeheime mit sehr hohen Zahlen. So zeigten sich z. B. Spitzen mit Heimen, wo 83 % der Pflegenden angaben, Bewohner mehr als 5 Minuten warten zu lassen, wenn sie klingeln, 67 % konnten keine Unterstützung beim Waschen anbieten, 60 % konnten kognitiv eingeschränkte Bewohnerinnen nicht genügend überwachen und 59 % gaben an, keine aktivierende Pflege durchführen zu können. Mit diesen Zahlen bewegen sich Heime in einem gefährlichen Bereich der Pflege.

Über alles gesehen zeigte sich in SHURP, dass Pflegende unter Zeitdruck Aktivitäten des täglichen Lebens wie Essen, Mobilisieren und Ausscheiden fokussieren und damit die Erfüllung von grundlegenden Bedürfnissen sicherstellen, während sie bewohnerferne Aktivitäten wie die Dokumentation weglassen, ebenso zeitintensivere Tätigkeiten, zu denen die Aktivierung der Bewohnerinnen und Bewohner und Gespräche zählen. Die Priorisierung unterscheidet sich in ein paar wenigen Punkten von Resultaten einer Studie aus australischen Pflegeheimen, wo zunächst das Auf-die-Glocke-Gehen,

---

[20] Franziska Zúñiga u. a., The relationship of staffing and work environment with implicit rationing of nursing care in Swiss nursing homes – A cross-sectional study, in: International Journal of Nursing Studies 52, 2015, 1463–1474.
[21] Schubert u. a. (Anm. 8).

Beim-Toilettengang-Helfen und das Mobilisieren weggelassen wurden, jedoch auch grundsätzlich rehabilitative Tätigkeiten gestrichen wurden.[22] Problematischer ist, dass Pflegende in SHURP angeben, Überwachungstätigkeiten häufiger wegzulassen, da dies die Sicherheit der Bewohner und Bewohnerinnen gefährden kann. Sowohl Überwachung wie auch Gespräche sind wichtige Pflegetätigkeiten, um frühzeitig Veränderungen im Allgemeinzustand der Bewohnerinnen und Bewohner zu erkennen, seien es Hinweise auf eine Infektion, Schmerzen, Verschlechterung einer chronischen Erkrankung oder auch auf eine Depression oder zunehmende kognitive Schwierigkeiten. Das frühzeitige Erkennen erlaubt die Prävention von akuten Situationen, vermeidet unnötige Spitaleinweisungen und kann das Fortschreiten von Krankheitsprozessen verzögern und damit die Lebensqualität verbessern. Mit der Rationierung geschieht eine Verschiebung vom aktiven Vorbeugen hin zum Abdecken von grundlegenden Bedürfnissen und Reagieren in Akutsituationen, was schlussendlich die Sicherheit gefährdet und die Pflegequalität verschlechtert. Die Pflege kann mit zunehmender Rationierung ihren Auftrag, sich in einem umfassenden Sinn um das Wohlbefinden der Bewohner und Bewohnerinnen zu kümmern, nicht mehr wahrnehmen.

Zu ähnlichen Erkenntnissen kam eine qualitative Studie in einem Schweizer Pflegeheim, in der Pflegende, Bewohnerinnen und Bewohner zur Wahrnehmung von impliziter Rationierung befragt wurden. Auch hier berichteten Pflegende, dass sie vorwiegend soziale Aktivitäten, spezielle Pflegemassnahmen wie Haar- und Nagelpflege oder Pflegetätigkeiten, die entweder die Pflegenden, die Bewohner oder Bewohnerinnen nicht mögen, unter Zeitdruck weglassen. Hingegen erhalten therapeutische Massnahmen wie Wundpflege oder Medikamentenverabreichung hohe Priorität zusammen mit der Behandlung von Akutsituationen, Schmerzsituationen und der Unterstützung beim Essen und Trinken.[23] Eine wichtige Erkenntnis aus den Interviews war, dass implizite Rationierung die Beziehungsgestaltung mit den Bewohnerinnen und Bewohnern stört: unter Zeitdruck distanzieren sich die Pflegenden, sind weniger aufmerksam und können weniger personenzentriert pflegen – die Pflege wird zur Routinetätigkeit. Damit kann ein zentraler Aspekt der Pflege,

---

[22] Julie Henderson u. a., Missed care in residential aged care in Australia: An exploratory study, in: Collegian 24, 2017, 411–416.

[23] Daniela Braun / Oliver Mauthner / Franziska Zúñiga, Rationing of nursing care: Exploring the views of care workers and residents in a Swiss nursing home, in: Journal of the American Medical Directors Association 19, 2018, 1133–1148.

die Sorge um die Lebensqualität der Bewohner und Bewohnerinnen, nicht mehr umgesetzt werden.

VI. Einflussfaktoren auf die implizite Rationierung

Mit der Identifikation von möglichen Einflussfaktoren auf die Rationierung, insbesondere solchen, die beeinflussbar sind, lassen sich mögliche Ansatzpunkte zur Reduktion der impliziten Rationierung ableiten.

1. Merkmale des Personals
In Bezug auf Eigenschaften des Personals bestätigten sich die Erkenntnisse aus der Spitalforschung. Weder Geschlecht, Alter, prozentualer Anstellungsgrad noch Berufserfahrung zeigten in SHURP einen Zusammenhang damit, wie häufig die Befragten angaben zu rationieren. Es zeigten sich jedoch Zusammenhänge in Aspekten, die bisher weniger untersucht worden sind. So gaben Pflegende, die vorwiegend im Nachtdienst arbeiteten, signifikant weniger häufig an, Tätigkeiten zu rationieren, als Pflegende, die regelmässig die Schicht wechseln. Es scheint, dass es während der Nacht eher möglich ist, alle geforderten Tätigkeiten auszuüben, was sicher auch damit zu tun hat, dass die Tätigkeiten, die gemäss Tabelle 1 häufiger rationiert werden, typischerweise in der Nacht nicht anfallen. Ebenso zeigte sich, dass das Assistenz- und Hilfspersonal signifikant weniger im Bereich der Dokumentation rationierte. Auch dies ist kein überraschendes Ergebnis, da von ihnen auch weniger Dokumentation erwartet wird als vom Pflegefachpersonal.

Neu gegenüber der bisherigen Spitalforschung war einerseits, dass die Gesundheit des Personals mit Rationierung zusammenhing. So berichteten Pflegende mit Gelenk- oder Kopfschmerzen sowie Müdigkeit oder emotionaler Erschöpfung eher darüber, in den Aktivitäten des täglichen Lebens und im Bereich von Caring, Rehabilitation und Überwachung zu rationieren.[24] Es ist aus anderen Studien bekannt, dass muskuloskelettale Schmerzen zu einer reduzierten Arbeitsleistung führen.[25] Schmerzen interferieren sowohl mit der

---

[24] Suzanne R. Dhaini u. a., Are nursing home care workers› health and presenteeism associated with implicit rationing of care? A cross-sectional multi-site study, in: Geriatric Nursing 38, 2017, 33–38.

[25] Seyed Mohammed Alavinia / Duco Molenaar / Alex Burdorf, Productivity loss in the workforce: Associations with health, work demands, and individual characteristics, in: American Journal of Industrial Medicine 52, 2009, 49–56; Patricia W.

Geschwindigkeit der Arbeit wie mit der Konzentration, beides wichtige Fähigkeiten im Umgang mit knappen Ressourcen und Zeitdruck. Ebenso kann eine hohe Arbeitslast bei Pflegenden mit Müdigkeit und emotionaler Erschöpfung zu einem inneren Rückzug von der Arbeit führen und somit zu einer Reduktion von Anstrengung und Leistung.

Andererseits war interessant, dass Pflegende mit einer höheren emotionalen Bindung an den Betrieb in allen vier Bereichen angaben, weniger zu rationieren. Aus der Literatur ist bekannt, dass Mitarbeitende mit einer hohen Bindung eher Innovation und gute Leistung zeigen und oft eine hohe Arbeitszufriedenheit aufweisen. In der SHURP-Studie zeigte sich, dass die Arbeitsumgebungsqualität – insbesondere eine unterstützende Führung sowie die Wahrnehmung von genügend Personalressourcen und einer hohen Pflegequalität im eigenen Betrieb – mit einer hohen emotionalen Bindung zusammenhingen.[26] Hier scheinen sich hohe Bindung, gute Pflegequalität, gute Arbeitsumgebungsqualität und weniger Rationierung gegenseitig zu stärken: in einem Betrieb, in dem es Pflegenden möglich ist, eine gute Pflegequalität zu erbringen und die Arbeitsumgebung unterstützend ist, wird auch weniger rationiert, was wiederum die Wahrnehmung der Pflegequalität stärken und die Bindung erhöhen kann. Über alles gesehen waren jedoch Personalmerkmale eher unbedeutende Faktoren für die Rationierung, was sich auch statistisch im Regressionsmodell zeigte, das den Zusammenhang von Personalmerkmalen mit impliziter Rationierung untersuchte. Die Prädiktoren (Alter, Geschlecht, prozentualer Anstellungsgrad, Berufserfahrung, Berufsgruppe, übliche Schicht, emotionale Bindung) erklärten weniger als 10 % der beobachteten Unterschiede in Bezug auf die implizite Rationierung in den untersuchten Pflegeheimen. Wichtiger als die Personalfaktoren sind Organisationsmerkmale wie eben die Arbeitsumgebungsqualität.

2. Arbeitsumgebungsqualität

In Bezug auf die Arbeitsumgebungsqualität hat die SHURP-Studie vier Aspekte untersucht:[27] das Teamwork/Sicherheitsklima, eine unterstützende

---

Gucer u. a., Work productivity impairment from musculoskeletal disorder pain in long-term caregivers, in: Journal of Occupational and Environmental Medicine 51, 2009, 672–681.

[26] Elisabeth Graf u. a., Affective organizational commitment in Swiss nursing homes: A cross-sectional study, in: Gerontologist 56, 2016, 1124–1137.

[27] Zúñiga u. a. (Anm. 20).

Führung, die wahrgenommenen Personalressourcen und die Arbeitsstressoren. Letztere waren wiederum aufgeteilt in Stressoren bezüglich Arbeitslast (z. B. zu viel zu tun haben), bezüglich Konflikten und fehlender Anerkennung (z. B. Konflikte mit Vorgesetzten oder anderen Berufsgruppen, nicht einbezogen werden und nicht genug Bezahlung erhalten) sowie rund um eine fehlende Vorbereitung, um die verlangten Tätigkeiten auszuführen (z. B. Pflege von Sterbenskranken, Angst davor, Fehler zu machen). Grundsätzlich lässt sich sagen, dass die Arbeitsumgebungsqualität gut eingeschätzt wurde, insbesondere in Bezug auf das Teamwork/Sicherheitsklima und die Führung (siehe Abbildung 1). Am wenigsten gut schnitt die Wahrnehmung der vorhandenen Personalressourcen ab.

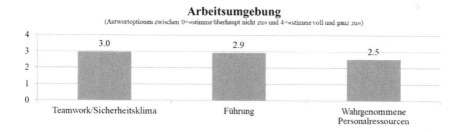

Abbildung 1: Bewertung der Arbeitsumgebungsqualität

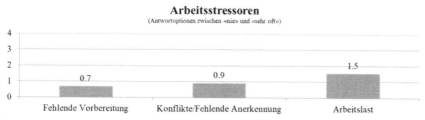

Bei den Arbeitsstressoren zeigte sich, dass die Arbeitslast der höchste Stressor war, während die anderen beiden selten vorkamen (siehe Abbildung 2).

Abbildung 2: Bewertung der Arbeitsstressoren

Als stärkste Prädiktoren für alle Bereiche der impliziten Rationierung erwiesen sich die Wahrnehmung von ungenügenden Personalressourcen und eine hohe Belastung durch die Arbeitslast sowie durch Konflikte und fehlende Anerkennung.[28] Die Wichtigkeit der fehlenden Personalressourcen im Langzeitbereich deckt sich mit den Resultaten einer Studie aus Australien.[29] Keinen Zusammenhang wies in SHURP die Wahrnehmung einer unterstützenden Führung auf. Hingegen waren ein gutes Teamwork und Sicherheitsklima wichtig für weniger Rationierung bei den Activities of Daily Living und dem Bereich Caring, Rehabilitation und Überwachung. Teamwork ist ein wichtiger Faktor, um gemeinsam herausfordernde Situationen zu meistern, wie sie bei der Verteilung von hoher Arbeitslast auftauchen können. Teamwork geschieht dort, wo die Mitarbeitenden einander vertrauen können, in gutem Austausch sind und eine gemeinsame Vorstellung haben über die Arbeit, die zu erledigen ist.[30] Interessant ist in dem Zusammenhang eine Untersuchung aus den US-Spitälern, wo eine Verbesserung des Verhältnisses der Anzahl Patienten pro Pflegefachperson nur dann zu besseren Patientenergebnissen führte, wenn die Arbeitsumgebungsqualität gut war.[31] In Spitälern mit schlechter Arbeitsumgebungsqualität kam es zu keiner Veränderung der Patientenergebnisse. Dies bedeutet, dass es nichts hilft, mehr Personal einzustellen für die Arbeit, so lange die Arbeitsumgebungsqualität nicht zulässt, dass das Personal die vorhandenen Ressourcen auch nutzt. Entsprechend zeigte eine andere US-Studie, dass mit einer Intervention zur Verbesserung des Teamworks signifikant weniger Pflegeaktivitäten weggelassen wurden.[32] Ein ähnliches Resultat bezüglich der Wichtigkeit der Arbeitsumgebung zeigte eine kanadische Studie in Pflegeheimen, wo das Hilfspersonal auf Abteilungen mit schlechter Arbeitsumgebungsqualität deutlich mehr Aktivitäten wegliess, wie z. B. mit Bewohnerinnen und Bewohnern sprechen und spazieren

---

[28]   Zúñiga u. a. (Anm. 20).

[29]   Henderson u. a. (Anm. 22).

[30]   Beatrice J. Kalisch, Nurse and nurse assistant perceptions of missed nursing care: What does it tell us about teamwork?, in: Journal of Nursing Administration 39, 2009, 485–493.

[31]   Linda H. Aiken u. a., Effects of nurse staffing and nurse education on patient deaths in hospitals with different nurse work environments, in: Medical Care 49, 2011, 1047–1053.

[32]   Beatrice J. Kalisch / Boqin Xie / David L. Ronis, Train-the-trainer intervention to increase nursing teamwork and decrease missed nursing care in acute care patient units, in: Nursing Research 62, 2013, 405–413.

gehen, Nagel-, Mund- und Hautpflege sowie Essen eingeben und Anklei-
den.[33] Dabei wurden Elemente wie gute Führung und Arbeitskultur, positive
Interaktionen sowie strukturelle, elektronische und organisationale Ressourcen als positiver Arbeitskontext verstanden.

3. Personalbesetzung

In der SHURP-Studie wurden bei der Analyse, welche Aspekte der Arbeitsumgebungsqualität mit den vier Bereichen der impliziten Rationierung zusammenhingen, jeweils auch die tatsächliche Stellenbesetzung auf der Abteilung und die Personalfluktuation berücksichtigt. Es wurde angenommen,
dass eine bessere Stellenbesetzung und geringere Fluktuation mit weniger
Rationierung zusammenhängen würden. Doch es zeigte sich, dass weder die
tatsächliche Personalbesetzung noch die Fluktuation mit der Häufigkeit der
Rationierung zusammenhingen, obwohl die Wahrnehmung des Personals,
dass Personalressourcen knapp sind, ein signifikanter Prädiktor für die Rationierung war. Eine ähnliches Resultat liess sich auch im Spitalbereich
finden: Obwohl wiederholt ein signifikanter Zusammenhang zwischen
Stellenbesetzung und Rationierung aufgezeigt werden konnte, verflüchtigte
sich der Effekt, sobald auch Arbeitsumgebungsfaktoren mitberücksichtigt
wurden.[34] So zeigt sich in Schweizer Spitälern kein Zusammenhang zwischen
der Patient-Pflegefachperson-Ratio und impliziter Rationierung, aber sehr
wohl einer zwischen dem Sicherheitsklima, den vom Personal wahrgenommenen Personalressourcen und impliziter Rationierung.[35] Diese unterschiedliche Bedeutung der vom Personal wahrgenommenen Personalressourcen und der tatsächlichen Stellenbesetzung gilt ebenso für den Schweizer
Langzeitpflegebereich, wie die SHURP-Studie zeigte. Wenn also Pflegende
äussern, dass es zu wenig Personal gibt, auch wenn faktisch der Stellenplan
gut dotiert scheint, ist dies sehr wohl ernst zu nehmen und deutet auf eine
Gefährdung der Bewohner und Bewohnerinnen durch vermehrtes Rationieren hin. Es bedarf jedoch eines umfassenderen Lösungsansatzes als das Auf-

---

[33] Jennifer A. Knopp-Sihota u. a., Factors associated with rushed and missed resident
care in western Canadian nursing homes: a cross-sectional survey of health care
aides, in: Journal of Clinical Nursing 24, 2015, 2815–2825.
[34] Kalisch /Lee (Anm. 11); Schubert u. a. (Anm. 8); Xiao-wen Zhu u. a., Nurse staffing
levels make a difference on patient outcomes: A multisite study in Chinese hospitals, in: Journal of Nursing Scholarship 44, 2012, 266–273.
[35] Schubert u. a. (Anm. 8).

stocken von Personal (ohne dies auszuschliessen). Zu wenig Personalressour-
cen deuten je nach Situation auf inadäquate Organisationsprozesse, hohen
Anfall von administrativen Tätigkeiten, mangelnde (interprofessionelle)
Kommunikation, fehlenden Einbezug der Pflegenden bei Entscheidungen zur
Arbeitslast und, wie oben gezeigt, fehlende Teamzusammenarbeit hin.[36]

VII. Implizite Rationierung und Pflegequalität

Aus der internationalen Literatur ist bekannt, dass *unfinished nursing care* mit
schlechteren Patientenergebnissen zusammenhängt. So zeigt sich im Spitalbereich durchweg eine niedrigere Patientenzufriedenheit, wenn Pflegetätigkeiten weggelassen werden, Pflegende beurteilen die Pflegequalität
schlechter und es kommt häufiger zu unerwünschten Ereignissen wie
Medikationsfehlern, Pneumonie oder nosokomialen Infektionen, Stürzen,
Dekubitus oder Wiedereintritt ins Spital innerhalb von 30 Tagen nach
Austritt.[37] Für den Pflegeheimbereich konnte eine US-Studie einen Zusammenhang von weggelassenen Pflegeaktivitäten und Harnwegsinfektio-
nen aufzeigen.[38] In der SHURP-Studie wurde erstmals in der Schweiz der
Zusammenhang von Personalbesetzung, Arbeitsumgebungsqualität und impliziter Rationierung mit der vom Pflegepersonal wahrgenommenen Pflegequalität untersucht.

Grundsätzlich bewerteten die Pflegenden die Pflegequalität in Schweizer
Pflegeheimen sehr positiv: 93 % betrachteten die Pflegequalität auf ihrer Abteilung als eher oder sehr gut, im Gegensatz zu Pflegenden aus Deutschland,
wo in einer Befragung von 88 Alterseinrichtungen nur 80 % der Pflegenden

[36] Marlene Kramer / Claudia Schmalenberg, Revising the essentials of magnetism
tool: There is more to adequate staffing than numbers, in: Journal of Nursing
Administration 35, 2005, 188–198; Catharina J. van Oostveen / Elke Mathijssen /
Hester Vermeulen, Nurse staffing issues are just the tip of the iceberg: A qualitative
study about nurses› perceptions of nurse staffing, in: International Journal of
Nursing Studies 52, 2015, 1300–1309.
[37] Alejandra Recio-Saucedo u. a., What impact does nursing care left undone have on
patient outcomes? Review of the literature, in: Journal of Clinical Nursing 27, 2018,
2248–2259.
[38] September T. Nelson / Linda Flynn, Relationship between missed care and urinary
tract infections in nursing home, in: Geriatric Nursing 36, 2015, 126–130.

die Pflege insgesamt als gut beurteilten.[39] Auch im Spitalbereich geben die Pflegefachpersonen der Pflegequalität schlechtere Noten: in der oben erwähnten RN4CAST Studie in 12 europäischen Ländern reichte der Prozentsatz der Pflegefachpersonen, die die Pflegequalität auf ihrer Abteilung als gut beurteilten, von 53 % in Griechenland, 65 % in Deutschland und 80 % in der Schweiz bis zum höchsten Wert von 89 % in Irland.[40]

Es zeigte sich in SHURP, dass die Arbeitsumgebungsqualität und die implizite Rationierung signifikant mit der Pflegequalität zusammenhingen.[41] Der stärkste Prädiktor für eine vom Pflegepersonal als gut wahrgenommene Pflegequalität war ein positives Teamwork und Sicherheitsklima. Dies deckt sich mit einer Untersuchung in US-Pflegeheimen, wo Teamwork als ein zentraler Faktor beschrieben wurde, um gute Pflege anbieten zu können, neben einer guten Kommunikation und der Möglichkeit, mit erfahrenen und motivierten Teamkolleginnen und Teamkollegen zusammenarbeiten zu können.[42] Ebenso hingen vom Personal als schlechter wahrgenommene Personalressourcen und höhere Arbeitsstressoren durch Arbeitslast in SHURP mit einer schlechter bewerteten Pflegequalität zusammen.[43] Auch hier zeigte sich, dass die Wahrnehmung der Personalressourcen wichtiger war als die tatsächliche Personalbesetzung. Gemäss SHURP hingen zudem ein vermehrtes Rationieren in den Bereichen von Caring, Rehabilitation und Überwachung sowie in den sozialen Aktivitäten mit einer als schlechter wahrgenommenen Pflegequalität zusammen, während kein Zusammenhang mit dem Rationieren in den Aktivitäten des täglichen Lebens beobachtet wurde. Mit den knappen

---

[39] Sascha G. Schmidt u. a., Zufriedenheit mit der Qualität der Pflege in stationären Altenpflegeeinrichtungen aus Sicht der Pflegenden, in: Pflege Zeitschrift 67, 2014, 170–174.

[40] Linda H. Aiken u. a., Patient safety, satisfaction, and quality of hospital care: Cross sectional surveys of nurses and patients in 12 countries in Europe and the United States, in: BMJ 344, 2012, e1717.

[41] Franziska Zúñiga u. a., Are staffing, work environment, work stressors, and rationing of care related to care workers› perception of quality of care? A cross-sectional study, in: Journal of the American Medical Directors Association 16, 2015, 860–866.

[42] Jill Scott-Cawiezell u. a., Exploring nursing home staff's perceptions of communication and leadership to facilitate quality improvement, in: Journal of Nursing Care Quality 19, 2004, 242–252.

[43] Zúñiga u. a. (Anm. 41).

Personalressourcen geht eine Konzentration auf grundlegende Pflegetätigkeiten einher, die weiterhin gut ausgeführt werden, während soziale und rehabilitative Tätigkeiten gekürzt werden und die Beziehungspflege mit den Bewohnern und Bewohnerinnen zunehmend leidet.

In der oben beschriebenen qualitativen Studie in einem Schweizer Pflegeheim[44] wurde bereits aufgezeigt, wie sich Pflegende unter Zeitdruck von den Bewohnerinnen und Bewohnern distanzieren und weniger aufmerksam sind. Für die Pflegenden selber ist dies ein Ausdruck schlechterer Pflegequalität. In derselben Studie beschreiben die Bewohner und Bewohnerinnen, dass sie diesen Mechanismus sehr wohl wahrnehmen. Obwohl sie sich ihrer abhängigen Position in einem Pflegeheim bewusst sind und der Notwendigkeit, sich den institutionellen Strukturen anzupassen und die zur Verfügung stehenden Ressourcen mit anderen Bewohnerinnen und Bewohnern zu teilen, nehmen sie die Pflege unter Zeitdruck als unfair wahr und fühlen sich teilweise wie Objekte behandelt. Sie leiden an der fehlenden emotionalen Aufmerksamkeit der Pflegenden, die ihre Tätigkeiten unter Zeitdruck durchführen und in Gedanken bereits bei der nächsten Aktivität sind. Besonders vulnerabel und ausgesetzt fühlten sich die Bewohner und Bewohnerinnen, wenn Pflegende mitten in einer Tätigkeit bei ihnen von anderen dringenden Angelegenheiten unterbrochen werden und sie einfach liegen und warten lassen. Ebenso nehmen die Bewohnerinnen und Bewohner wahr, dass Pflegetätigkeiten gekürzt oder in schlechterer Qualität durchgeführt werden.[45] Wenn Pflegende eine hohe Arbeitslast und knappe Personalressourcen monieren, hat dies also durchaus spürbare Auswirkungen auf die Pflegequalität, so dass Bewohner und Bewohnerinnen dies wahrnehmen und auch darunter leiden.

Ergänzend liess sich in der SHURP-Auswertung beobachten, dass die Rationierung im Bereich der Dokumentation positiv mit der wahrgenommenen Pflegequalität zusammenhing, d. h. je mehr die Pflegenden bei der Dokumentation rationierten, desto besser beurteilten sie die Pflegequalität. Dies lässt sich mit dem oben Beschriebenen gut einordnen: Das Einsparen von Zeit bei der Dokumentation erlaubt, mehr Zeit mit den Bewohnerinnen und Bewohnern zu verbringen und Ressourcen in die Beziehungsgestaltung zu investieren.

---

44 Braun / Mauthner / Zúñiga (Anm. 23).
45 Braun / Mauthner / Zúñiga (Anm. 23).

VIII. Implizite Rationierung – wie weiter?

Implizite Rationierung von Pflege wird immer präsent sein im Pflegealltag, da nie genügend Ressourcen vorhanden sein werden, um alle Bedürfnisse der Bewohner und Bewohnerinnen umfassend und zeitig abzudecken.[46] Die Wichtigkeit einer individualisierten Pflege macht es zudem schwierig, generelle Regeln für eine Rationierung zu definieren. Es kann also nicht als Ziel verfolgt werden, Rationierung vollständig zu eliminieren, da es immer wieder zu Arbeitsspitzen kommen wird, zu denen nicht alle Dienstleistungen erbracht werden können, die erforderlich wären. Ebenso wenig kann es darum gehen, die Entscheidungen bezüglich Rationierung von den Pflegenden wegzunehmen. Abgesehen von expliziter Rationierung auf Gesetzesebene, mit der gewisse Leistungen von der Finanzierung ausgenommen werden können, liegt es primär in den Händen von Pflegefachpersonen, auf Basis ihrer Fachkenntnisse und eines professionellen Gestaltens des Pflegeprozesses, mit Bewohnerinnen, Bewohnern und Angehörigen zusammen den Pflegebedarf festzulegen und passende Massnahmen zu planen. Die Notwendigkeit, zu priorisieren und Entscheidungen zu treffen, tritt bei der Umsetzung im Alltag auf, teilweise unvorhersehbar, wenn z. B. ein Notfall eintritt und die Ressourcen konzentriert werden müssen, aber auch in der alltäglichen Auseinandersetzung um die gerechte Ressourcenverteilung. Wenn z. B. Ressourcen vorhanden sind, um mit einem Bewohner oder einer Bewohnerin spazieren zu gehen, sind Pflegende mit der Frage konfrontiert, wer nun die Dienstleistung erhält von allen, die davon profitieren könnten.

Fragen der gerechten Verteilung vorhandener Ressourcen sind unabdingbar verknüpft mit dem Thema der impliziten Rationierung. Wichtig ist, dass Pflegende sensibilisiert sind für die Frage der Ressourcenverteilung und Unterstützung erhalten in der Reflexion darüber, welche Kriterien zum Zug kommen sollten. So kann auch vermieden werden, was sich auch in der Literatur zeigt, dass bei Ressourcenknappheit vor allem Bewohner und Bewohnerinnen eine Dienstleistung erhalten, die sich beschweren oder Angehörige haben, die für sie eintreten, während kognitiv beeinträchtige und/oder sozial isolierte Bewohnerinnen und Bewohner sowie diejenigen, die von mehr als

---

[46] Ellie Tragakes / Mikko Vienonen, Key issues in rationing and priority setting for health care services, Copenhagen 1998.

einer Pflegenden Hilfe benötigen, eher Rationierung erleben.[47] Die Frage der gerechten Ressourcenverteilung ist eine ethische Fragestellung, die Pflegende im Alltag immer begleiten wird.

Priorisierung und implizite Rationierung sind damit an den pflegerischen Alltag gebunden in Kombination von anwesendem Personal und dem aktuellen Pflegebedarf der Bewohner und Bewohnerinnen sowie dem Auftreten von unvorhergesehenen Akutsituationen. Dies soll jedoch nicht als Ausflucht verwendet werden, um das ganze Thema in den Händen der Pflegenden zu lassen und ihnen schlussendlich die volle Verantwortung zuzuschieben für den Umgang mit knappen Ressourcen, auf deren Zuteilung sie keinen Einfluss hatten. Implizite Rationierung der Pflege ist in der Schweiz bereits jetzt eine Realität und lässt sich nicht alleine mit einer besseren Arbeitsverteilung und besserer Arbeitsumgebungsqualität lösen. Es gibt eine untere Grenze an Stellenbesetzung und Grademix mit qualifiziertem Personal, unter der keine sichere Versorgung der Bewohnerinnen und Bewohner mehr möglich ist. Diese Grenze ist bereits jetzt teilweise unterschritten, und hier braucht es zunehmend mehr qualifiziertes Personal. Dies alleine löst jedoch nicht das Problem. Umfassende Lösungsansätze erfordern eine Mischung aus guter Arbeitsumgebungsqualität, unterstützenden Organisationsprozessen und einer adäquaten, den wechselnden Anforderungen entsprechenden Stellenbesetzung mit einem passenden Grademix. Hier stehen nicht nur die Pflegeheime selbst, sondern insbesondere auch Gemeinden, Kantone und Bund in der Verantwortung, um Rahmenbedingungen zu kreieren, die eine angepasste Ressourcenplanung ermöglichen, um Bewohnerinnen und Bewohnern in Pflegeheimen eine bestmögliche Lebensqualität anzubieten.

---

[47] Sandra F. Simmons u. a., Resident characteristics related to the lack of morning care provision in long-term care, in: Gerontologist 53, 2013, 151–161; Ashild Slettebø u. a., Clinical prioritizations and contextual constraints in nursing homes – a qualitative study, in: Scandinavian Journal of Caring Sciences 24, 2010, 533–540.

Melanie Werren

Demenzgerecht?
Gerechtigkeit und Demenz

Menschen mit Demenz können manchmal das Essen nicht mehr selbst zum Mund führen. Oft leiden sie an einer Schluckstörung, die zu erschwertem und langsamem Schlucken führt. Mit anderen Worten: Das Eingeben von Essen beansprucht viel Zeit und erfordert Fachkompetenz, damit ein Verschlucken möglichst vermieden werden kann. Allerdings entspricht die tatsächlich dafür benötigte Zeit niemals der Zeit, die von den Versicherern angerechnet und abgegolten wird, und das gemäss Stellenschlüssel bewilligte Personal hat dafür nicht die notwendige Zeit. Wenn die Pflegeperson Glück hat, sind Angehörige anwesend, die sich für das Eingeben des Essens Zeit nehmen wollen. Ansonsten kann es vorkommen, dass die Pflegeperson zwei oder sogar drei Bewohnerinnen gleichzeitig das Essen anreichen muss. Sie kann sich weniger auf die Einzelperson konzentrieren und muss sich beeilen. Als Folge davon steigt das Risiko, dass sich die Essenden verschlucken und eine Aspirationspneumonie entwickeln. Auch besteht die Gefahr, dass Bewohner und Bewohnerinnen zu wenig essen und trinken und in eine Fehlernährung mit negativen Folgen geraten.

Die eben geschilderte Szene aus einem Pflegeheim wird vielen Menschen bekannt vorkommen, die sich im Kontext der geriatrischen Pflege bewegen. Sie beschreibt eine alltägliche und zugleich herausfordernde Situation, die je nach Perspektive der Betroffenheit neue Problemzusammenhänge im Kontext von Demenz und Gerechtigkeit aufzeigt. Es werden im Folgenden vier Perspektiven aufgezeigt.

Aus einer *gesellschaftlichen Perspektive* lässt sich die folgende Problemskizze umreissen: Da das Risiko, an einer Demenz zu erkranken, mit zunehmendem Alter steigt und in absehbarer Zeit kein therapeutischer Durchbruch zu erwarten ist, dürfte es gemäss der Schweizerischen Alzheimervereinigung angesichts der Alterung der Bevölkerung bis 2040 zu einer Verdoppelung der an Demenz erkrankten Menschen kommen.[1] Wenn man bedenkt, dass die progredient verlaufende Krankheit zwangsläufig zur Pflegebedürftigkeit führt, stehen einer immer grösser werdenden Menge pflegebedürftiger Menschen immer knappere personelle und möglicherweise auch finanzielle Ressourcen gegenüber.[2] Diese Entwicklungen werden auch in der zu Beginn geschilderten Situation fassbar, denn offensichtlich steht nicht genügend Personal für eine ausreichende und sichere Versorgung mit Essen und Trinken zur Verfügung.

Zurzeit leben in der Schweiz schätzungsweise 148 000 Menschen mit Demenz.[3] Unter einer Demenz wird allgemein ein psychopathologisches Syndrom verstanden, das mit einer erworbenen Störung von Gedächtnisfunktionen und mindestens einer weiteren kognitiven Einbusse hinsichtlich Denken, Orientierung, Auffassung, Rechnen, Lernfähigkeit, Sprache und Urteilsvermögen einhergeht.[4] Diese kognitiven Beeinträchtigungen werden meistens begleitet von Veränderungen der emotionalen Kontrolle, des Sozialverhaltens und der Motivation.[5] Die kognitiven Einbussen dürfen nicht im Zusammenhang eines Delirs auftreten und müssen eine Verschlechterung gegenüber einem vormals höheren sozialen und beruflichen Leistungsniveau sein.[6] Zu einem Demenzsyndrom können neurodegenerative Veränderungen (z. B. Morbus Alzheimer, Morbus Parkinson), vaskuläre Prozesse (z. B. Multi-Infarkt-Demenz), Substanzmissbrauch (z. B. chronischer Alkoholüberkonsum) und viele weitere Ursachen führen.[7] Im Folgenden wird aus

---

[1]   Schweizerische Alzheimervereinigung, Menschen mit Demenz in der Schweiz. Zahlen und Prognosen, Bern 2018, 1, online abrufbar unter: www.alz.ch/index. php/zahlen-zur-demenz.html (16.10.2018).

[2]   Theresia Volhard, Art. Demenz, in: Handbuch Bioethik, 2015, 231–239 (237).

[3]   Schweizerische Alzheimervereinigung (Anm. 1), 1.

[4]   Henning Sass u. a. (Hg.), Diagnostisches und Statistisches Manual Psychischer Störungen – Textrevision DSM-IV-TR, Göttingen u. a. 2003, 184.

[5]   Horst Dilling / Werner Mombour / Martin H. Schmidt (Hg.), Internationale Klassifikation psychischer Störungen. ICD-10 Kapitel V (F). Klinisch-diagnostische Leitlinien, Bern [10]2015, 73.

[6]   Sass u. a. (Anm. 4), 184.

[7]   Thomas Jahn / Katja Werheid, Demenzen, Fortschritte der Neuropsychologie 15, Bern u. a. 2015, 17.

pragmatischen Gründen verallgemeinernd der Begriff Demenz verwendet, ohne verschiedene Ursachen zu unterscheiden.[8]

Die *Perspektive des einzelnen Menschen mit Demenz* wird eine andere sein. Für viele Menschen stellt das Essen ein positiv besetztes Moment im Alltag dar. Menschen mit Demenz verlieren nach und nach Fähigkeiten, die zum selbstständigen Essen und Trinken erforderlich sind. Einige Massnahmen können dazu beitragen, dass die Freude am Essen so weit wie möglich erhalten bleibt.[9] Allgemein sollten Gewohnheiten und Vorlieben erfasst und berücksichtigt werden. Grundsätzlich sollten Menschen mit Demenz, wenn immer möglich, selbstständig essen dürfen. Unter Umständen kann durch ein Führen der Hand das Eingeben vermieden werden. Sollte das Anreichen des Essens unumgänglich sein, dann unter Beachtung des individuellen Tempos des Demenzbetroffenen. Damit sich Menschen mit Demenz auf das Essen und Trinken konzentrieren können, sollten Hektik, laute Geräusche und andere Ablenkungen vermieden werden. Um Verschlucken zu vermeiden, dürfen nur kleine Portionen angereicht werden. Es muss ausreichend Zeit zum Schlucken gelassen werden. Eine aufrechte Körperhaltung ist dabei zentral.[10] Die geschilderte Situation zeigt die Vulnerabilität der von Demenz betroffenen Menschen auf. Zur Erhaltung ihres Wohlbefindens und ihrer Gesundheit sind sie auf ausreichend zeitliche und personelle Ressourcen angewiesen, die entsprechend finanziert werden müssten.

In der zu Beginn beschriebenen Szene kommt auch die *Perspektive der Angehörigen* zum Ausdruck. Das Eingeben von Essen und Trinken durch eine vertraute Person kann für Menschen mit Demenz ein Geschenk sein und zu

---

[8] Im Jahr 2013 von der «American Psychiatric Association» (APA) vorgestellten DSM-5 erscheint der Begriff Demenz nicht mehr explizit und wird unter die neue, umfassendere Kategorie «neurokognitive Störung» («Neurocognitive Disorders») subsumiert (Wolfgang Maier / Utako B. Barnikol, Neurokognitive Störungen im DSM-5. Durchgreifende Änderungen in der Demenzdiagnostik, in: Der Nervenarzt 5, 2014, 564–570 (564).

[9] Schweizerische Alzheimervereinigung, Essen und Demenz, Yverdon-les-Bains 2012, 1, online abrufbar unter: www.alz.ch/index.php/hilfe-bei-spezifischen-problemen.html (16.10.2018).

[10] Alzheimer Gesellschaft Baden-Württemberg, Schluckstörungen, Lungenentzündungen, Sondenkost bei Demenz? Selbstständiges Essen und Trinken möglichst lange erhalten, online abrufbar unter: www.alzheimer-bw.de/fileadmin/ AGBW_ Medien/Dokumente/Nachlesen/2010/100915 %20Schluckstoerungen%20%20Gaby %20Henning.pdf (16.10.2018).

ihrem Wohlbefinden beitragen. Sofern die Angehörigen die Hilfestellung gerne leisten, kann diese auch für sie ein Beziehungsgeschehen und eine Bereicherung darstellen. Wenn sich die Angehörigen allerdings dazu genötigt fühlen, weil sie ansonsten befürchten müssen, dass ihre Mutter oder ihr Ehemann nicht ausreichend versorgt wird, erscheint mir die Sachlage problematischer. Schliesslich erhält das Heim eine finanzielle Entschädigung für den Aufenthalt, die Pflege und Betreuung. Wenn beim von Demenz betroffenen Menschen ausserdem noch eine Schluckstörung besteht und es während dem Eingeben des Essens oder Trinkens zu Hustenanfällen und Verschlucken kommt, stellt sich bei den Angehörigen möglicherweise Überforderung ein. In solchen Fällen sind auch sie auf Beratung und Unterstützung durch Fachpersonal angewiesen.

Schliesslich ist auch noch auf die *Perspektive der Pflegepersonen* hinzuweisen. Sie müssen gleichzeitig mehreren Bewohnerinnen das Essen und Trinken eingeben, weil die Pflegeeinrichtung nicht über mehr personelle Ressourcen verfügt. Allenfalls können die Pflegepersonen ihr Wissen über Demenz und Schluckstörungen aufgrund des Faktors Zeit nicht wie gewünscht anwenden und bleiben unbefriedigt zurück. Wenn sie allerdings einem einzigen Bewohner oder einer einzigen Bewohnerin genügend Zeit für das Essen und Trinken einräumen würden, haben andere Bewohnerinnen und Bewohner das Nachsehen, und die eingesetzte Zeit kann unter Umständen nicht vollumfänglich verrechnet werden.

Die oben geschilderte und aus vier Perspektiven betrachtete Situation deckt Anfragen zum Thema Gerechtigkeit auf, die sich im Falle einer Demenz ergeben: Welche Güter[11] sollen verteilt werden? Wem sollen diese Güter zur Verfügung gestellt werden und weshalb? Wer muss allfällige Kosten und Risiken tragen?[12] Wie sieht eine Verteilung von Gütern aus, bei der alle vier Perspektiven berücksichtigt werden?

---

[11]   Unter Gütern werden verstanden: Grundgüter (Leben, Gesundheit, körperliche und psychische Integrität) sowie Bedarfsgüter (Nahrung, Kleidung, Unterkunft, Mindesteinkommen usw.), Rechte, Befugnisse, Kompetenzen, Anlagen, Begabungen, Partizipationsmöglichkeiten, menschliche Beziehungen, soziale Anerkennung, Vermögen, Bildung usw. (Christoph Horn, Art. Güter und Güterabwägung, in: Handbuch Bioethik, 2015, 51–57 [51]).

[12]   Gerechtigkeit markiert gemäss Tom L. Beauchamp und James F. Childress den Problembereich der fairen Verteilung von Nutzen, Risiken und Kosten (Tom L. Beauchamp / James F. Childress, Principles of Biomedical Ethics, New York u. a. ^{7}2013, 13).

Diese Fragestellungen werden im Folgenden aus den vier bereits darge-stellten Perspektiven bearbeitet: aus der gesellschaftlichen Perspektive (I.), aus der Perspektive der Menschen mit Demenz (II.), aus Perspektive betreu-ender Angehöriger (III.) und aus Perspektive professioneller Pflege- und Be-treuungspersonen (IV.). Abschliessend wird aus den vorangehenden Überle-gungen abgeleitet, was «demenzgerecht»[13] bedeutet (V.).

I. Gesellschaftliche Perspektive

Die Herausforderung «Demenz» geht nicht nur Betroffene und ihr direktes Umfeld an, sondern auch die Gesellschaft als Ganze. Diese Erkenntnis schlägt sich in der Nationalen Demenzstrategie 2014–2019 nieder. In ihr werden vier Handlungsfelder definiert: (1) Gesundheitskompetenz, Information und Par-tizipation; (2) Bedarfsgerechte Angebote; (3) Qualität und Fachkompetenz; (4) Daten und Wissensvermittlung.[14] Die Wirkung der Demenzstrategie ist da-von abhängig, ob die Kantone diese konsequent umsetzen und welche Priori-täten gesetzt werden. Auch wird sich an der Finanzierbarkeit der einzelnen Angebote entscheiden, ob die Strategie überhaupt zum Tragen kommt.[15]

Das Thema Finanzen ist im Kontext von Demenz allgegenwärtig, was an-gesichts der folgenden Zahlen nicht erstaunt: Gemäss Erhebungen der Schweizerischen Alzheimervereinigung verursachte Demenz im Jahr 2009 volkswirtschaftliche Kosten in der Höhe von 6,94 Milliarden Franken, von de-nen über 90 % Pflege- und Betreuungskosten darstellten. Die Kosten für die informelle Pflege und Betreuung, die immerhin einen Anteil von 43,5 % aus-machten, müssen (heute) nicht von Prämienzahlenden und der Öffentlichkeit

---

[13] Den Begriff «demenzgerecht» habe ich erstmals angetroffen bei Christoph Held /
    Doris Ermini-Fünfschilling, Das demenzgerechte Heim. Lebensraumgestaltung,
    Betreuung und Pflege für Menschen mit Alzheimerkrankheit, Basel u. a. ²2006.
[14] Bundesamt für Gesundheit / Schweizerische Konferenz für Gesundheitsdirektorin-
    nen und -direktoren, Nationale Demenzstrategie 2014–2019. Erreichte Resultate
    2014–2016 und Prioritäten 2017–2019, Bern 2016, 8–13, online abrufbar unter:
    www.bag.admin.ch/bag/de/home/strategie-und-politik/nationale-gesundheits-
    strategien/nationale-demenzstrategie.html (16.10.2018).
[15] Schweizerische Alzheimervereinigung, Nationale Demenzstrategie, online abruf-
    bar unter: www.alz.ch/index.php/nationale-demenzstrategie-424.html (16.10.2018).

finanziert werden. Die Kosten für medizinische Behandlungen von Menschen mit Demenz sind bisher gering.[16]

Um Kosten einzusparen, ergeben sich aus dieser Erhebung zwei Ansatzpunkte: Erstens liegt das meiste Sparpotential im Bereich der Pflege und Betreuung. Von den direkten Kosten, die von Betroffenen, von der Öffentlichkeit und von Prämienzahlenden getragen werden müssen, sind 48 % oder 3,3 Milliarden Franken Heimkosten.[17] Zweitens ist die Betreuung und Pflege von Menschen mit Demenz zu Hause die kostengünstigste Lösung für die Gesellschaft, weil die Angehörigen sie unentgeltlich pflegen und betreuen. Dieser grosse Einsatz der Angehörigen könnte aber in Zukunft aufgrund des demografischen Wandels, veränderter Familienstrukturen, grösserer Distanzen zwischen Wohnorten, der Erwerbstätigkeit von Frauen usw. zurückgehen.[18] Die vermehrte Berücksichtigung, Stärkung und Entlastung der pflegenden Angehörigen ist deshalb eine zentrale Aufgabe, die wiederum zum Einsparen von Kosten führt.

Menschen mit Demenz sind nicht nur Kostenfaktoren, sondern stellen darüber hinaus durch ihr blosses Dasein zentrale gesellschaftliche Schlüsselwerte – Produktivität, Rationalität und Autonomie – infrage.[19] Bereits beim Gedanken an das Thema Demenz werden bei vielen Menschen Verlustängste ausgelöst, die sich als Barriere erweisen könnten, bewusst Begegnungen mit Betroffenen zu suchen. Menschen mit Demenz und ihre Bezugspersonen werden an den Rand der Gesellschaft gedrängt oder ziehen sich aus Scham in die Isolation zurück. Als Gegenbewegung bietet sich der Aufbau einer «demenzfreundlichen Gesellschaft» an. Es handelt sich um einen «Ort, wo Menschen mit Demenz verstanden, respektiert und unterstützt werden und wo sie Teil

---

[16]   Schweizerische Alzheimervereinigung, Kosten der Demenz in der Schweiz. Update 2009, online abrufbar unter: www.alz.ch/index.php/zahlen-zur-demenz.html (16.10.2018).

[17]   Schweizerische Alzheimervereinigung (Anm. 16).

[18]   Schweizerische Alzheimervereinigung, Aktuelle Kosten der Demenz. 6,3 Milliarden pro Jahr (Stand: 2007), Yverdon-les-Bains 2010, 1, online abrufbar unter: www.alz.ch/index.php/zahlen-zur-demenz.html (16.10.2018).

[19]   Heinz Rüegger, Alter(n) als Herausforderung. Gerontologisch-ethische Perspektiven, Zürich 2009, 146f.

des gesellschaftlichen Lebens sind»[20]. In einer demenzfreundlichen Gesellschaft wissen alle Menschen – Freunde, Nachbarinnen, Bankangestellte, Zugbegleiterinnen usw. – über Demenz Bescheid und zeigen Verständnis für die Betroffenen. Es werden Bedingungen geschaffen, so dass Menschen mit Demenz aktiv am gesellschaftlichen Leben teilnehmen können.[21]

II. Perspektive der Menschen mit Demenz

«Kein Demenzkranker ist wie der andere, oft sind Verallgemeinerungen heikel, in ihrem Wesen bleiben die Betroffenen unergründlich, jeder ein Einzelfall mit eigenen Kompetenzen, Empfindungen und eigenem Krankheitsverlauf.»[22]

Begriffe wie «das demenzgerechte Heim»[23], eine «demenzgerechte Raumgestaltung»[24], eine «demenzgerechte Pflege und Betreuung»[25] oder «demenzgerecht kommunizieren»[26] werden zurzeit oft verwendet und meinen ein auf die Bedürfnisse von Menschen mit Demenz ausgerichtetes Angebot. Wie Interaktionen oder Verhältnisse aussehen können, die den Bedürfnissen von Menschen mit Demenz gerecht werden, wird im Folgenden auf drei Gestaltungsebenen umrissen:

Die *erste Ebene* umfasst drei «grundlegende Prinzipien»[27], die Ausdruck der unbedingten Würde Demenzbetroffener sind und für alle Menschen (mit

---

[20] Schweizerische Alzheimervereinigung, Demenzfreundliche Gesellschaft, Yverdon-les-Bains 2015, online abrufbar unter: www.alz.ch/index.php/demenz-freundliche-gesellschaft.html (16.10.2018).

[21] Schweizerische Alzheimervereinigung (Anm. 20).

[22] Arno Geiger, Der alte König in seinem Exil, München 2011, 96.

[23] Held / Ermini-Fünfschilling (Anm. 13).

[24] Pflege.de, Demenzgerechte Raumgestaltung, online abrufbar unter: www.pflege.de/leben-im-alter/krankheiten/demenz/demenzgerechte-raumgestaltung (16.10.2018).

[25] Schweizerische Alzheimervereinigung, Was ist nun anders, online abrufbar unter: www.alz.ch/index.php/fuer-fachleute-gesundheit.html (16.10.2018).

[26] Demenz-Beratung.de, Demenz-gerecht kommunizieren, www.demenz-ratgeber.de/dr_Rubriken/dr_Demenz-gerechte_Kommunikation.htm (16.10.2018).

[27] Vgl. hierzu Melanie Werren, Würde und Demenz. Grundlegung einer Pflegeethik, Baden-Baden 2019, 155–166. Die drei grundlegenden Prinzipien werden dort eingehender begründet und konkretisiert.

Demenz) gleichermassen Geltung haben: Mit dem ersten Prinzip «Anerkennung der Verletzlichkeit und Endlichkeit des menschlichen Lebens» geht beispielsweise die Forderung nach einem Ausbau von palliativer Versorgung für Menschen mit Demenz einher.[28] Das zweite Prinzip «Anerkennung des Menschen mit Demenz als ‹Zweck an sich selbst›»[29] kann bedeuten, dass Begleitpersonen alle Sinne einsetzen, um Menschen mit Demenz zu verstehen und in Entscheidungsprozesse einzubeziehen. Im Kontext des dritten Prinzips «Anerkennung des Menschen mit Demenz als Person»[30] bietet Tom Kitwoods «personenzentrierter Ansatz im Umgang mit verwirrten Menschen»[31] Anhaltspunkte für praktische Konsequenzen.

Auf der *zweiten Ebene* sind zwei «menschenrechtliche Prinzipien»[32] herauszuheben, die für die Situation von Menschen mit Demenz Besonderheiten aufweisen: Erstens zeigt sich die Bedeutung des Rechts auf «körperliche und geistige Unversehrtheit»[33] in der Tendenz, die Diagnose «Demenz» oft sehr spät zu stellen, wodurch der Zugang zu Informationen, Beratung, Unterstützung und Behandlung verhindert wird, sowie in der Tendenz, Schmerzen ungenügend zu erkennen und zu behandeln.[34] Eine diesbezügliche Sensibilisierung Betroffener, ihrer Bezugspersonen und aller beteiligter Instanzen stellt

---

[28]   Hartmut Remmers, Der Beitrag der Palliativpflege zur Lebensqualität demenzkranker Menschen, in: Andreas Kruse (Hg.), Lebensqualität bei Demenz? Zum gesellschaftlichen und individuellen Umgang mit einer Grenzsituation im Alter, Heidelberg 2010, 117–133 (117f.).

[29]   Immanuel Kant, Grundlegung zur Metaphysik der Sitten, in: Immanuel Kant, Werke in sechs Bänden, hg. von Wilhelm Weischedel, Bd. IV, Darmstadt ⁵1957, BA 64f.

[30]   Ich plädiere für den Personenstatus von Menschen mit Demenz aufgrund ihrer unverlierbaren Würde.

[31]   Tom Kitwood, Demenz. Der personenzentrierte Ansatz im Umgang mit verwirrten Menschen, deutschsprachige Version hg. von Christian Müller-Hergl, Bern u. a. ²2000.

[32]   Vgl. hierzu Werren (Anm. 27), 166–176, wo die zwei menschenrechtlichen Prinzipien weiter ausgeführt werden.

[33]   Das Recht auf körperliche und geistige Unversehrtheit ist ein Menschenrecht und als Grundrecht in Art. 10, Abs. 2 der Bundesverfassung der Schweizerischen Eidgenossenschaft festgehalten.

[34]   Andreas U. Monsch u. a., Konsensus 2012 zur Diagnostik und Therapie von Demenzkranken in der Schweiz, in: Praxis 101, 2012, 1239–1249 (1239); Remmers (Anm. 28), 117, 123; Sascha M. Muz / Barbara Weigl / Stefan Schmidt, Studien zur

deshalb ein Desiderat dar. Zweitens ist immer ein auf Menschen mit Demenz abgestimmtes «Angebot von Nahrung, Körperpflege, Bewegung und Beschäftigung»[35] zu unterbreiten. Allerdings dürfen diese Massnahmen nicht unter Zwang durchgeführt werden. Ein Mensch mit Demenz hat immer das Recht, z. B. Nahrung zu verweigern.

Auf einer *dritten Ebene* stehen sechs «Kriterien»[36], die zu einer weiteren Konkretion der grundlegenden und menschenrechtlichen Prinzipien sowie zu einer auf den einzelnen Menschen ausgerichteten Betreuung und Pflege beitragen: (1) Auf einen Menschen mit Demenz abgestimmte Selbstbestimmung, (2) auf einen Menschen mit Demenz abgestimmte Selbstständigkeit, (3) Lebensqualität, (4) an einen Menschen mit Demenz angepasste Kommunikation, (5) einem Menschen mit Demenz entsprechende Teilhabe, (6) Achtung der Leiblichkeit. Alle sechs Kriterien stützen sich bei der praktischen Umsetzung auf die individuellen Bedürfnisse und Gewohnheiten des einzelnen von Demenz betroffenen Menschen.

Eine solche an den Bedürfnissen Demenzbetroffener ausgerichtete Pflege und Betreuung setzt voraus, dass Begleitungspersonen ausreichend Zeit haben sowie dass sie sich Kenntnisse angeeignet haben über Demenzen und biografische Schlüsselinformationen. Wenn man bedenkt, dass sich durch eine solche demenzgerechte Pflege und Betreuung herausfordernd empfundene Verhaltensweisen reduzieren lassen, wie z. B. Spucken oder Schlagen, können dadurch im Kontext Pflegeheim insgesamt Zeit und somit wiederum Kosten eingespart werden. Forschungen, die diese Zusammenhänge untersuchen, wären deshalb wünschenswert.

Schmerzerfassung und Sterbebegleitung bei Menschen mit Demenz, in: Olivia Dibelius / Peter Offermanns / Stefan Schmidt (Hg.), Palliative Care für Menschen mit Demenz, Bern 2016, 17–25 (21).

[35] In der Stellungnahme zur Patientenverfügung der Nationalen Ethikkommission im Bereich der Humanmedizin der Schweiz (NEK) heisst es, dass allen Menschen mit oder ohne Demenz stets ein «Angebot von patientengewohnter Nahrung, Körperpflege, Bewegung und Beschäftigung» zu machen ist (Nationale Ethikkommission im Bereich Humanmedizin, Patientenverfügung. Ethische Erwägungen zum neuen Erwachsenenschutzrecht unter besonderer Berücksichtigung der Demenz. Stellungnahme 17/2011, Bern 2011, 7, online abrufbar unter: www.nek-cne. admin.ch/inhalte/Themen/Stellungnahmen/NEK-CNE_Patientenverfuegung. pdf [16.10.2018]).

[36] Diese sechs Kriterien werden in Werren (Anm. 27), 176–210, aus Begründungsstrategien bedingter Würde abgeleitet und eingehend konkretisiert.

III. Perspektive betreuender Angehöriger

«Man ist plötzlich mit einem anderen Menschen verheiratet und muss alles selbst übernehmen.»[37]

Demenz wird auch die «Krankheit der Angehörigen»[38] genannt. Rund 144 000 Angehörige widmen sich der täglichen Begleitung von Menschen mit Demenz und ermöglichen, dass 60 % der Menschen mit Demenz zu Hause leben können.[39] Sie übernehmen die Pflege und Betreuung häufig rund um die Uhr, oft so lange, bis die Belastung ihre Kräfte übersteigt. Dadurch erhöht sich das Risiko, dass sie selbst auch gesundheitliche Probleme entwickeln, wie z. B. Ängste, Depressionen oder erhebliche körperliche Gesundheitsprobleme.[40]

Eine Angehörigenbefragung der Schweizerischen Alzheimervereinigung von 2012 zeigt, dass 70 % der betreuenden Angehörigen über 60 Jahre alt sind. Die Betreuung von Menschen mit Demenz zu Hause ist in der Regel eine Familienangelegenheit – und damit Privatsache. Nur 5 % der Betreuung wird durch andere Bezugspersonen geleistet, wie z. B. durch Bekannte oder Freunde. 70 % der betreuenden Angehörigen sind Frauen.[41] Der grössere Frauenanteil bei der Partnerpflege lässt sich zwar zum Teil demografisch erklären, durch die höhere Lebenserwartung von Frauen. Dass aber auch die Töchter, die sich in der Regel im erwerbstätigen Alter befinden,[42] zwei Drittel der

—

[37]   Alzheimervereinigung, Angehörige von Menschen mit Demenz geben Auskunft, Yverdon-les-Bains 2014, 2, online abrufbar unter: www.alz.ch/index.php/wichtige-fakten.html (16.10.2018).

[38]   Schweizerische Alzheimervereinigung, Wie können wir Sie unterstützen?, online abrufbar unter: www.alz.ch/index.php/fuer-angehoerige.html (16.10.2018).

[39]   Schweizerische Alzheimervereinigung, Wegweiser für die Zukunft. Alzheimer und andere Demenzerkrankungen – eine Herausforderung für die ambulante und teilstationäre Versorgung. Ein Quantifizierungs- und Planungsinstrument, Yverdon-les-Bains 2003, 4, online abrufbar unter: www.alz.ch/index.php/zahlen-zur-demenz.html (16.10.2018).

[40]   François Höpflinger / Astrid Stuckelberger, Alter. Anziani. Vieillesse. Hauptergebnisse und Folgerungen aus dem Nationalen Forschungsprogramm NFP32, Bern 1999, 56, online abrufbar unter: www.snf.ch/sitecollectiondocuments/nfp_resultate_nfp32_d.pdf (16.10.2018).

[41]   Schweizerische Alzheimervereinigung (Anm. 37), 1.

[42]   Die Beteiligung von Frauen am Erwerbsleben nimmt seit den 1970er- und insbesondere seit den 1990er-Jahren ständig zu (Bettina Bannwart, Who cares? Job and

Betreuungsaufgaben übernehmen, weist auf ein zurzeit bestehendes Verteilungsproblem hin:[43] «So besteht auf Seiten der Frauen durch die gesteigerte Erwerbstätigkeit und das gleichzeitig bestehende hohe Pflegeengagement eine deutliche Mehrbelastung, während sich auf Seiten der Männer bislang wenig veränderte, d. h., dass sich Männer nicht in gleichem Masse intensiver an häuslichen (Pflege-)Arbeiten beteiligen.»[44] Nach Bettina Bannwart ist jedoch zu erwarten, dass das Problem der Vereinbarkeit von Beruf und Pflege zunehmend auch Männer betreffen wird, weil einerseits immer mehr Frauen erwerbstätig sind und nicht mehr genügend Kapazität für zusätzliche Pflegeaufgaben haben und weil andererseits der Anteil an Single-Haushalten sowie die Scheidungsrate zunehmen.[45]

Die Betreuung und Pflege eines Menschen mit Demenz ist oft eine lang andauernde Aufgabe, die mit Fortschreiten der Erkrankung immer anstrengender wird.[46] Deshalb werden Unterstützungs- und Entlastungsangebote mit zunehmendem Abhängigkeitsgrad der Menschen mit Demenz je länger desto dringender.[47] Da Angehörigen im anforderungsreichen Alltag häufig die Kraft fehlt, sich um Hilfe zu bemühen, kommt der zugehenden Beratung eine zentrale Rolle zu. Beraterinnen nehmen in regelmässigen Abständen proaktiv Kontakt mit betroffenen Familien auf und vereinbaren in bedarfsgerechten Abständen Beratungsgespräche, die auf die individuellen Bedürfnisse ausgerichtet sind. Ziel zugehender Beratung ist, Erschöpfungszustände von betreuenden Angehörigen und verfrühte Heimeinweisungen zu vermeiden.[48] Zentral für die Entlastung von Angehörigen sind weiter Ferienbetten und

---

Elder Care: Die Pflege von Angehörigen als gleichstellungspolitische Herausforderung, in: Caritas Schweiz [Hg.], Sozialalmanach 2011. Schwerpunkt: Das vierte Lebensalter, Luzern 2011, 73–86 [77]).

[43] Simon Hofstetter, Das Unsichtbare sichtbar machen. Pflegende Angehörige und der diakonische Auftrag der Kirchen, Zürich 2016, 165; Schweizerische Alzheimervereinigung (Anm. 37), 1.

[44] Hofstetter (Anm. 43), 165f.

[45] Bannwart (Anm. 42), 79.

[46] 40 % der zu Hause lebenden Menschen mit Demenz sind bereits länger als fünf Jahre krank (Schweizerische Alzheimervereinigung [Anm. 37], 1).

[47] Die Nationale Demenzstrategie nennt als Ziel im Handlungsfeld 2 (Bedarfsgerechte Angebote) den Ausbau regionaler Entlastungsangebote (Bundesamt für Gesundheit / Schweizerische Konferenz für Gesundheitsdirektorinnen und -direktoren [Anm. 14], 9).

[48] Schweizerische Alzheimervereinigung (Anm. 37), 4.

temporäre Plätze in Pflegeinstitutionen, die geplant oder auch kurzfristig in Anspruch genommen werden können. Auch zu nennen sind Tagesstätten, die auch an Wochenenden und Feiertagen geöffnet haben. Es braucht ebenso Nachtstätten, in denen Menschen mit Demenz übernachten können, damit Angehörige wieder einmal in Ruhe schlafen können, sowie individuelle Entlastungsangebote für zu Hause, z. B. Haushaltshilfen, Mahlzeitendienste oder Pflegedienste. Ein Austausch in Angehörigengruppen kann ausserdem entlastend wirken, da viele betreuende Angehörige im Verlauf der Demenz auf ähnliche Herausforderungen stossen.[49]

IV. Perspektive professioneller Pflege- und Betreuungspersonen

Laut zwei Studien der Schweizerischen Alzheimervereinigung liegen bei 64,5 % der Heimbewohnerinnen und Heimbewohner eine Demenzdiagnose oder ein Demenzverdacht vor.[50] Menschen mit Demenz sind aufgrund ihres Verhaltens für Pflege- und Betreuungspersonal oft anstrengender als Menschen ohne Demenz und benötigen, wie wir bereits gesehen haben, eine auf das Individuum ausgerichtete Pflege und Betreuung. Professionelle Pflege- und Betreuungspersonen bewegen sich bei dieser anspruchsvollen Tätigkeit in einem institutionellen Rahmen, der ihnen vorgibt, wie viel Zeit sie für die Arbeit mit einer bestimmten Anzahl Bewohner und Bewohnerinnen zur Verfügung haben.[51] Bei der direkten Pflege am Bett liegt die Verantwortung für eine gerechte Verteilung der Zeit auf den Schultern der einzelnen Pflege- und Betreuungsperson.[52] Schwierigkeiten, die sich aus diesen Ad-hoc-Entscheidungen ergeben können, wurden bereits in der Szene zu Beginn thematisiert.

---

[49] Schweizerische Alzheimervereinigung, Entlastung für pflegende Angehörige, Yverdon-les-Bains 2009, 3f., online abrufbar unter: www.alz.ch/index.php/entlastung.html (16.10.2018).

[50] Schweizerische Alzheimervereinigung, Menschen mit Demenz in Schweizer Pflegeheimen. Vielfältige Herausforderungen, Yverdon-les-Bains 2014, 1, online abrufbar unter: www.alz.ch/index.php/wichtige-fakten.html (16.10.2018).

[51] Ausreichend finanzielle Mittel zu haben, ist gemäss Heimleitungen die zentralste Herausforderung in der Betreuung von Menschen mit Demenz (Schweizerische Alzheimervereinigung [Anm. 50], 3).

[52] Vgl. hierzu in diesem Band den Artikel «Rationierung in der Alterspflege – Konzeptualisierung und Erkenntnisse aus der SHURP-Studie» von Franziska Zúñiga.

Eine offene Diskussion über eine faire Verteilung von Zeit innerhalb eines Betreuungsteams ist deshalb begrüssenswert. Zentral erscheint in diesem Kontext auch, dass es nicht angehen kann, strukturelle Mängel allein durch die moralische Forderung nach höherem persönlichem Einsatz kompensieren zu wollen. Die gesellschaftliche und politische Verantwortung ist an dieser Stelle mit zu bedenken und einzufordern.

Um mit dem häufig als herausfordernd empfundenen Verhalten von Menschen mit Demenz besser umgehen zu können und somit Konflikte zu vermeiden, müssen Pflege- und Betreuungspersonen – aber auch alle anderen Mitarbeitenden – über Wissen zu Demenz (Krankheit, Auswirkungen auf das Verhalten und den Alltag sowie Kommunikationsformen) verfügen.[53] Entsprechende Aus-, Fort- und Weiterbildungen sind deshalb unerlässlich.

Neben der fachlichen Kompetenz spielen bei der Betreuung von Menschen mit Demenz auch die Beziehungskompetenz, die gegenseitigen Gefühle, die Kommunikation und die Beziehungsqualität eine Rolle. Anders als Produzenten und Konsumentinnen, die gemäss der klassischen wirtschaftlichen Logik nichts miteinander zu tun haben, handelt es sich bei Care-Tätigkeiten immer um Subjekt-Subjekt-Beziehungen.[54] Jedoch lässt sich diese Beziehungsarbeit nicht mithilfe von objektiven, standardisierten Leistungslisten oder Qualitätskriterien erfassen und sperrt sich somit gegen die Vorstellung einer messbaren Effizienz, welche die Grundlage erfolgreichen Wirtschaftens darstellt.[55] Pflegende müssen sich auf die individuelle Situation eines Menschen mit Demenz einlassen und spontan reagieren können. Nach Mascha Madörin sind aber diejenigen «Personen, die im Gesundheitswesen am intensivsten an dieser Subjekt-Subjekt-Beziehung beteiligt sind und über die Qualität der Pflege und die Auswirkungen medizinischer Behandlung am ehesten Bescheid wissen können, [...] von der ökonomischen Entscheidfindung darüber, was eine gute und effektive Leistung darstellt, in der Regel ausgeschlossen»[56]. Diese Feststellung deckt sich mit der Aussage von Dominik A. Becker

---

53   Schweizerische Alzheimervereinigung (Anm. 50), 4.
54   Mascha Madörin, Neoliberalismus und die Reorganisation der Care. Eine Forschungsskizze, in: Denknetz Jahrbuch, 2007, 141–162 (154).
55   Corinne Schwaller, Die Ökonomisierung der ambulanten Pflege. Erfahrungen und Einschätzungen von Pflegenden aus einer Arbeitswelt im Umbruch, Arbeitsblätter des Instituts für Sozialanthropologie der Universität Bern 58, 96, online abrufbar unter: www.anthro.unibe.ch/unibe/portal/fak_historisch/dkk/anthro/content/e40422/e40425/e40426/e127585/files127586/AB58_Schwaller_ ger.pdf (16.10.2018).
56   Madörin (Anm. 54), 154.

im Kontext von Demenz, wonach gerade die Erfahrungen der Menschen, die unmittelbar mit von Demenz betroffenen Menschen arbeiten, im Gegensatz zu Erkenntnissen aus der Medizin nicht in den gesellschaftlichen Diskurs über Demenz eindringen. Becker spricht deshalb von einer «Leerstelle im gegenwärtigen gesellschaftlichen Demenz-Konzept»[57]. Aus diesem Grund ist der Einbezug von Pflege- und Betreuungspersonen von Demenzbetroffenen in Entscheidungsprozesse zu Verteilungsfragen unbedingt zu fordern und zu fördern.

V.   Was ist demenzgerecht?

«Demenzgerecht» bedeutet bei Entscheidungsprozessen zu Verteilungsfragen grundsätzlich ein Verfahren, bei dem sich alle vier Perspektiven – Gesellschaft, Betroffene, pflegende Angehörige sowie professionelle Pflege- und Betreuungspersonen – im Blick sind, bei dem sie gehört und berücksichtigt werden.

Durch Angehörige, die Menschen mit Demenz zu Hause pflegen, werden aus gesellschaftlicher Sicht bereits heute Pflegekosten eingespart und Heimeintritte hinausgezögert. Der Ausbau von Entlastungsangeboten und die Einführung von Betreuungszulagen führen zu einer Stärkung der Angehörigen von demenzbetroffenen Menschen, so dass sie dieser Aufgabe länger gewachsen sind.

Für Menschen mit Demenz meint «demenzgerecht» ein Angebot, das sich an ihren Gewohnheiten und Bedürfnissen orientiert. Wenn man annimmt, dass eine auf das Individuum mit Demenz abgestimmte Pflege und Betreuung zu weniger als herausfordernd empfundenem Verhalten führt, lassen sich dadurch auch personelle und zeitliche Ressourcen einsparen. Eine solche qualitativ gute Pflege und Betreuung kann zu einer höheren Arbeitszufriedenheit der professionellen Pflege- und Betreuungspersonen führen, so dass sie länger an einer Arbeitsstelle und überhaupt im Beruf bleiben, was angesichts des befürchteten Fachkräftemangels im Gesundheitswesen kein unwesentlicher Effekt ist. Forschungsprojekte, die diese Zusammenhänge untersuchen, halte ich für angezeigt.

---

[57]   Dominik A. Becker, Sein in der Begegnung. Menschen mit (Alzheimer-)Demenz als Herausforderung theologischer Anthropologie und Ethik, EThD 19, Berlin 2010, 21.

Autorinnen und Autoren

Braun, Matthias: Dr. theol., *1984, Akademischer Rat am Lehrstuhl für Systematische Theologie II (Ethik) der Friedrich Alexander Universität Erlangen-Nürnberg.

Dabrock, Peter: Dr. theol., *1964, Ordinarius am Lehrstuhl für Systematische Theologie II (Ethik) der Friedrich Alexander Universität Erlangen-Nürnberg.

Eurich, Johannes: Prof. Dr. theol., *1962, Professor für Praktische Theologie/ Diakoniewissenschaft und Direktor des Diakoniewissenschaftlichen Instituts der Theologischen Fakultät der Universität Heidelberg; u. a. Mitglied der Kammer für soziale Ordnung der EKD und Gastprofessor an der Stellenbosch University in Südafrika.

Hummel, Patrik: PhD, *1988, Wissenschaftlicher Mitarbeiter am Lehrstuhl für Systematische Theologie II (Ethik) der Friedrich Alexander Universität Erlangen-Nürnberg.

Monteverde, Settimio: Prof. (FH) Dr. sc. med., MAE, MME, RN, lic. theol., *1966, Dozent an der Berner Fachhochschule, Department Gesundheit, mit Schwerpunkt Gesundheits- und Pflegeethik; Co-Leiter Klinische Ethik am Universitätsspital Zürich.

Porz, Rouven Christian: PD Dr. phil., Dipl. biol. AdL, *1972, Leiter des Bereichs Medizinethik im Universitätsspital Bern, Inselgruppe AG; Präsident der Europäischen Gesellschaft für Medizinethik (EACME).

Werren, Melanie: Diplomierte Pflegefachfrau HF, Pfarrerin VDM, Dr. theol., *1982, wissenschaftliche Assistentin am Institut für Systematische Theologie (Ethik) der Universität Bern.

Wirth, Mathias: Prof. Dr. phil., Dipl. theol., *1984, Assistenzprofessor (mit tenure track) für Systematische Theologie (Ethik) an der Theologischen Fakultät Bern.

Zúñiga, Franziska: Dr. sc. med., *1967, Leiterin Bereich Lehre und Mitglied der Forschungsgruppe Patientensicherheit und Versorgungsqualität am Institut für Pflegewissenschaft, Department Public Health, an der Universität Basel.